思春期の精神科面接ライブ

——こころの診察室から——

井原　裕

星　和　書　店

Seiwa Shoten Publishers

2-5 Kamitakaido 1-Chome
Suginamiku Tokyo 168-0074, Japan

Live Psychiatric Interviews with Adolescents

by

Hiroshi Ihara, M.D., Ph.D.

はじめに

一般読者の皆さんへ

この本は、私どもの思春期外来の初診の様子を、できるだけ忠実に再現しようとしたものです。基本的には専門家に向けて書いたものであり、脚注のなかには専門知識がないと理解しづらい内容も含まれております。

しかし、一般読者の皆さんは、どうか脚注のややこしい議論には拘泥《こうでい》されることなく、会話体のところだけをお読みください。「序―『面接ライブ』という形式について―」も、専門家向けですので、お読みになるにはおよびません。

言うまでもなく、普段診察室にお越しになる患者さんは、精神医学の専門家ではありません。その点は、一般読者の皆さんと同じです。私どもは、つねづね患者さんにとってわかりやすい診察を心がけておりますし、そうしなければならない義務があります。皆さんにとってお読みいただいてわかりづらい部分は、私の不徳のいたすところであって、読み飛ばしていただいて結構です。

本書では、ほぼ全編を会話体で作ってみました。会話体の文章は、読者をして登場人物のイメージを呼び寄せます。顔の表情、話しぶり、性格、価値観、そのようなものをイメージさせます。本書では、登場人物とは、患者さんとご家族、そして精神科医である私です。患者さんとご家族は、私が今日まで出会った無数の患者さんを参考にして、個人情報を変更したモデル症例です。モデル症例による専門書という点は、広沢正孝先生の『統合失調症を理解する』『成人の高機能広汎性発達障害とアスペルガー症候群』（いずれも医学書院）を参考にさせていただきました。

特に登場人物（患者さんとご家族）のキャラクターを浮かび上がらせるために、できるだけホンモノの診療の際の口調を再現しようとしました。読者におかれましては、「ああ、こんなタイプの男（女）、中学・高校のころ、いた、いた」というような感じで、皆さんのご存じの人物を思い出しながら、お読みいただければと思います。

実際には、皆さんのご存じの人は一人も出てきません。登場するのは、すべてモデル症例であり、実際の患者さんをもとに改変しています。しかし、皆さんがご存じの人とかけ離れた、宇宙人のような人は出てきません。皆、どこにでもいる十代の若者です。未熟な身ですから、小さなことで悩み、悲しみ、苛立《いらだ》ち、憤りつつ、しかし、彼らなりに真剣に生きようとしています。

私もまた、彼らが真剣勝負を挑んでくる以上、正面から彼らの思いを受け止め、真剣に言葉を返していかなければいけません。ただ、彼らの若いエネルギーに圧倒されて、満足に言葉を返すことができずに絶句している場面もあります。それが私の診察の現実です。私はこの本で、あまり優秀とはいえない一人の精神科医の実像を忠実に描こうとしています。私自身が診察のさなか、しばしば当惑してしまいます。しかし、私は、最善を尽くして、自分の当惑の本質を表現しようと試みました。

私の担当患者さんへ

普段私の診察をお受けになっている患者さんや、ご家族のなかには、この本を手にとって、「自分のことが書かれていないか」、「自分の子どものことが書かれていないか」と、少し心配になった人もいらっしゃるかもしれません。

どうか、ご心配なく。本書にあなたは出てきません。あなたのご子息も、お嬢様も出てきません。私は、思春期だけでも年間およそ200人の初診患者さんを診ております。長年、精神科医として務めるなかで、膨大な数の患者さんと出会ってきました。そういった私の臨床経験をもとに、本書では7人のモデル患者さんにご登場いただいています。それは、誰一人として、あなた自身ではありません。誰ひとり、あなたのご子息、お嬢様ではありません。学校名などは、東大とかオックスフォード大学のような例外は除いて、すべてバーチャルな世界の学校ばかりです。どうぞご安心ください。

思春期の皆さんと親御さんへ

精神科医による思春期臨床というものの現実がどんなものかご覧ください。

精神科医というものは、普通のお医者さんとはちょっと違います。外来に来る若者たちに対して、何らかの「治療を施す」というよりも、むしろ、話し合いをして、「そうか、そうか。じゃあ、こうしてみたら」というようなアドバイスのようなことをします。教師が生徒指導するとか、コーチが運動部の部活で選手に助言するのに似ています。

もちろん、その場合の私どもの指導やコーチングには、背景に精神医学的な知識があります。精神科医は、患者さんやご家族にはすべてを語りませんが、精神医学的な認識に従って、「今は、ゆっくり休ませるべきだ」とか、「そろそろ背中を押してみよう」といった判断をしています。学校の先生方に教育理論が、スポーツのコーチたちに指導理論があるのと同じように、私ども精神科医には精神医学の理論があり、それを参照しつつ、療養指導を行っています。

でも、私ども精神科医が、先生やコーチと共通する点は、「主役は患者さん自身だ」、「主役は生徒さん本人だ」という点です。私どもはあくまで脇役です。それは、先生やコーチと同じです。実際に、自分の人生を生きるのは患者さん自身です。

ですから、私ども精神科医の仕事は、一般に、「治す」とか「治療する」というのとは違うと思います。私どもは、普段、仕事をしていて、患者さんを「治す」という意識をほとんど持っていません。私自身の四半世紀の経験からいっても、「私が治した」と思えるケースはありません。患者さんがご自分で治っていくプロセスをモニターして、少しでもいい治り方をしてくださるよう、方向を微調整させていただいただけだと思います。それが私の仕事です。私が治してさしあげるわけではないのです。

特に、思春期臨床においては、もともと非常にしなやかで、たくましい年齢ですので、嵐のような日々を何とか乗り切れば、その後は、着実に復活してくれます。私は、「自分では治せない医者」ですが、治っていく患者さんを何人も診てきているので、どんなふうに助言すれば患者さんが治っていってくれるのか、大体わかります。それで、この仕事を今まで続けてこられたわけです。

精神科臨床に関わる臨床家の皆様へ

この本は、「in vivo の精神医学」を目指したものです。

医科学の世界では、in vitro（試験管内の）と in vivo（生体内の）とを区別しますが、これは、試験管内の実験的に構成された環境下と生体内の諸条件が統制しきれない状況下では、起こる事象が違うからです。したがって、in vitro（試験管内の）で生じたことの再現性を in vivo（生体内の）において確認して初めて、新たな医学的知見が確立する。逆にいえば、in vitro（試験管内の）でどんな知見が得られたとしても、その現象の in vivo（生体内の）における意義を検証しないと、医学として何かがわかったとはいえないのです。

同じことは、精神医学の世界でもいえないでしょうか。実際、精神科の診察室内での出来事は、教科書的な記述とははなはだしい乖離《かいり》があると思います。

たとえば、教科書は、病歴を聴取し、症状を確認し、そこから診断が決定して、診断にしたがって複数の治療方針が提示され、そこから選択するかのようなイメージで描かれています。しかし、このようなフローチャート的な思考は、in vitro（この場合「教科書的な」）そのものであって、こんな悠長なことをやっていては in vivo（この場合、「診察室において」）の臨床では歯がたちません。

実際の精神科面接では、診断の検討や症状の確認よりも早く、治療は始まっています。「いかがいたしましたか」と問うとき、それどころか、マイクで患者さんの名前をお呼びした瞬間からすでに始まっているのです。受容的な雰囲気を作り、患者さんを安心させ、語りやすい流れにもっていって、語っていただき、同時に、患者さんの語り口や発言の内容から、言外の意味を読み取り、複数の診断を頭に置く。そのなかでも慎重な対応を求められる統合失調症については、その可能性を確かめる誘いの質問を交えて、一方で尋ねすぎて、痛いところに触れないよう、婉曲な表現を選ぶ。しかし、こちらが診断を深追いしすぎると患者さんが診察自体に興味をなくすので、つねに患者さんのノリのよくなる話題に引き戻す努力は怠らない。これが治療的な面接であり、診断面接の実情です。

関係念慮があるかどうかを尋ねるとき、前提として統合失調症の可能性を疑っているように、精神科面接においては、症状の確認と診断の検討は同時であって、症状の次に診断がくるわけではありません。また、症状も診断もわからないうちから治療は始まっており、面接の雰囲気づくりからしてすでに治療的な配慮が含まれています。その場合の配慮もかなりの個人差があり、温かく穏やかな空気を作るタイプもいれば、私のように率直で、適度に無駄口も叩きやすいような、ざっくばらんな雰囲気を好む治療者もいます。これらの大事な問題は、教科書を読んだだけではわかりにくいものがあります。

精神医学の教科書には症状についてリストアップされており、精神病理学の理論書には、高度な症候論が記載されています。しかし、それらの洗練された知識は、私ども精神科医の診療においてはすぐには通用しない。教科書的な知識が無駄ということはないのですが、それを臨床の生きた知恵に変えるためには、それが診察場面でどのような現象として現れているかを知らなければなりません。

しかし、精神科医として経験の浅いうちは、教科書で読んだことが、「今、ここにいるこの人」にあてはまるということに気づきません。たとえば、アスペルガー症候群のルーチン動作を妨げられたときのパニックなどは知識としては知っているのに、目の前のこの患者の興奮がそれだということがわからない。あるいは、統合失調症初期の、クラウス・コンラート（山口ら訳：『分裂病のはじまり』）が「トレマ」と呼んだ不安・緊張状態について、知識としては十分知っているのに、目の前にいるわなわな震えている患者がそれだ、ということに気づかない。さらには、睡眠相後退症候群については、診断基準は講義で習ったから知っているのに、そこにいる頭痛とふらつきを訴える中学生がそれだということが思い浮かばない。そういうことが珍しくありません。

また、患者さんは、当然ながら、精神医学の教科書を読んできているわけではありません。だから、教科書に載っていたとおりの順番で症状を語ってはくれません。こちらとしては、伺っておきたいことがあるのに、患者さん自身の都合で話し続け、肝心のことには言葉を濁すこともあります。患者さんの側からすれば、自分にとって差し迫ったことを順序だてて話しているつもりですが、教科書を読みなれた身には出たとこ勝負で話しているような気がするし、ほとんど支離滅裂と感じることすらあります。これは、患者さんが混乱しているのではなく、教科書が情報を整理しすぎて、ありえないほど折り目正しい患者像を作り上げてしまっているからです。

さらには、教科書というのは、まことに単純な経過が記されているのですが、実際の患者さんは、違います。たとえば、うつ病についていえば、それは、本来、自然経過としては「予後良好」のはずです。しかし、実際には、患者さんは、人間関係やストレスなど、さまざまな問題を抱えています。患者さん本人が抱えている状況は複雑で、教科書に載っているような単純なケースはひとりもいないのです。

精神科面接について言えば、このような教科書と実務の乖離はいっそうはなはだしい。精神科面接の教科書には、「傾聴」、「支持」、「共感」が精神療法の基本として無造作に並べてあるのですが、それらを診察の状況においてみると、必須とされるものが時として有害であることに気づかされます。実際、何も考えないで教科書のとおりに「傾聴」して、「支持」して、「共感」すると、しばしば患者は見事なまでに悪化します。延々と自虐的なトラウマ話に終始して、語らせれば語らせるほど患者さんは不穏になっていってしまうのです。

これは教科書精神医学が間違っているわけでもないし、まして、患者さんが悪いわけではありません。ただ、精神医学においても、in vitro と in vivo との間にはギャップがあります。教科書に載っている in vitro の事象を理解するには、それが診察室で in vivo な現象として実際に現れているところを目撃する必要があります。教科書で推奨されている in vitro な面接技術でも、「今、ここ」の in vivo な状況においてみて、それが妥当な方法かを考えなければならないのです。

そうなると、in vitro な精神医学とともに、in vivo な精神医学というものも必要とされるのではないでしょうか。

本書では、そのような in vivo な精神医学を目指しました。論文調ではなく、対話調で、それも実際の精神科面接の場面を通して、あまり修飾を加えないでそのまま出すこととしました。

初めての試みなのでどんなテキストとして受け取っていただけるか、私としては不安もあります。しかし、その不安も含めて、現在の私の臨床の経験に基づいた、in vivo な記載を試みました。どうか忌憚のないご意見、ご批判を賜りますようお願い申し上げます。

目次

症例4　「自分はアスペルガーではないか」と心配になって受診した名門校秀才　99

症例5 「無理に登校しなくていい」と教師に言われて、そのまま不登校になった中学2年女子 126

症例6 万引き癖がなおらない17歳女子高優等生 149

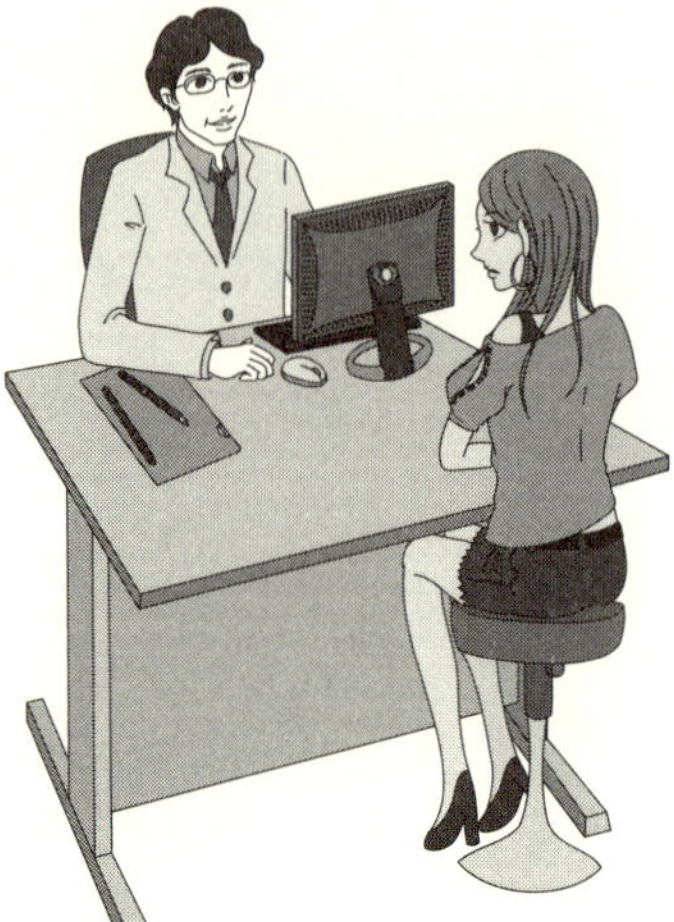

序
――「面接ライブ」という形式について――

対話編という形式について

本書は、患者さん、家族（いずれもモデル事例）と精神科医である私とのバーチャルな対話を、診察場面そのままに記しました。本書は、おそらく、このような形式で思春期臨床について記した最初の専門書だと思います。管見では、精神医学全般を見渡してみても、このような形式はあまり見あたりません。

しかし、精神医学において、これまでこのような形式のテキストがなかったことは、意外です。精神科臨床とは対話による治療、話し合いによる治療であり、精神医学的認識とは、すべて対話を通して得られるものだからです。

歴史的には、対話編は長い伝統をもっています。古代ギリシャの哲学者プラトンは、著作のほとんどを対話形式で記しました。哲学の起源が古代ギリシャにあるとすれば、それは起源においてすでに「対話」としての性格をもっていたことになります。古代中国の諸子百家は、孔子の『論語』に見るように、やや先生が一方的にしゃべる感じではありますが、不完全ながら対話を基調にしています。日本には、中江兆民の『三酔人経綸問答』ということに興味深い古典があります。3人の酔人が日本の未来について議論を戦わせるというものです。これらは、哲学や倫理や国際関係といった抽象度の高い知識というものは、一方的に講義されるものではなく、語り合いのなかで出てくるものだということを示唆しているように思われます。

精神医学には、対話編ではありませんが、対話の名手という人はいます。その代表は、なんといっても北山修先生でしょう。先生は、精神科医になる前から団塊世代のオピニオン・リーダーでしたから、寺山修司、五木寛之、吉本隆明などの論客と若いころから堂々と渡り合っていました。北山先生には、『ふりかえったら風1・2・3』という対談集があります。しかし、これはもちろん対話そのものであって、対話編を通して、著者の意見を打ち出そうとした専門書ではありません。

専門書を対話編で綴ることの最大の利点は、複雑な内容を平明な日常語で語ることにあります。学術論文のスタイルをとると、論理構成上どうしても煩瑣《はんさ》な議論をせざるを得ず、とかく冗長、迂遠で、読まされるほうはつらくて大変です。対話編ですと、問いかけと返答の応酬のなかで、一定の文脈ができあがってきますので、多くのことを語らずとも単刀直入に意見を交換することができます。精粗、緩急のほつれを気にすることも必要なく、一気に論点を整理して、ストレートに結論までもっていくことが可能となります。

本書の場合、対話といっても学問的な議論をするのではなく、むしろ、精神科診察の丁々発止のやりとりを再現しようとしています。しかし、学問的な議論の場合と同様、思い切って無駄を省き、メリハリをつけた応酬をお見せしようとしています。精神科面接は、教科書に記載された症状を上から順に総花的に尋ねていくようなのんびりしたものではありません。情報聴取だけが目的ではなく、初めから精神療法的な効果を狙って問いかけ、あるいは、聴いていきます。患者さんは静かに落ち着いて語ってくださるような人は、ほとんどいません。皆、不安やいらだちや悲しみを抱えています。こちらの軽率な一言で、一気に動揺し始めるかもしれません。そういった患者さんの反応に注意して、話題は瞬時の判断で変えていきます。そういった現場の緊張感を、本書では実況中継することを心がけました。そのなかで面接のテクニカルなことのみならず、精神科医が直面させられる修羅場の数々、その一つ一つをいかに考え、いかに耐え、いかにして乗り切るのか、そういった教科書になりにくいことを伝えようとしています。

法廷における証人尋問ライブ

私がライブ形式に関心をもつようになったのは、林幸司先生のお書きになった『精神鑑定実践マニュアル』（金剛出版）を読んだのが最初です。林先生は、精神鑑定の膨大な経験をお持ちの碩《せき》学《がく》ですが、この本も司法精神医学の名著として知られています。

特にこの書を有名にしたのは、第5章「証人尋問ライブ」です。これは、ある事件（先生の膨大な経験をもとに改変したケース）の証人尋問の様子を、ライブ形式で記したもので、検察官尋問、弁護人尋問、裁判官尋問とそれらに対する林先生の精神鑑定人としての証言がシナリオ形式で記されています。証人尋問の証言技術に関する本としては類書がなく、結果としてこの本は法廷に立つときの精神鑑定医の貴重な教科書となっています。私もずいぶん参考にさせていただきました。

もう一つ、私にとって重要なのは、インターネットの『MSN産経ニュース法廷ライブ』というサイトです。このサイトは、かなり知られているのでご存じの方も多いでしょう。著名事件の裁判の様子を、ライブ形式でインターネット上で流したものです。裁判員制度が始まり、国民の関心が刑事裁判に集まっておりますので、このサイトはまことにタイムリーであり、私もしばしば閲覧します。

『法廷ライブ』では、法廷でのやりとりを緊張感をもって伝えようとして、多少記者が脚色するところもないわけではありません。実際に精神鑑定人として証言台に立つ立場からすれば、愉快ではない書かれ方をすることもあります。でも、この『法廷ライブ』については、鑑定人としては、これまでのいかなる報道よりも証人尋問の事実に近いことを伝えてくださっていると思います。これまで記者の主観で書かれる感じのあった鑑定関連の記事より、よほど好意的に感じられるものでした。

「面接ライブ」という形式

林先生の「証人尋問ライブ」はバーチャル・ライブ、『MSN産経ニュース法廷ライブ』は事実をそのまま報道しようとしたものです。

私としては、林先生の「証人尋問ライブ」にヒントを得て、精神科診察室でのやりとりをバーチャル・ライブで表せないかと思いました。そこで、一度、メンタルヘルス系専門誌から原稿依頼があったとき、「セカンドオピニオン・ライブ」と題して書きました（『こころの科学』152：73−79頁、2010年）。これは、すでに他の精神科医療機関通院中のある女性患者が、セカンドオピニオンを求めて私の外来を訪れた設定で、診察室でのやりとりを最初の「いかがいたしましたか」から、最後の「お大事に」まで、全編、ライブ形式で記したものです。

幸い好評をいただき、私としてもこの形式でかなりのことが表現できそうだと実感しました。

精神科臨床は「話し合いによる治療」

ライブ形式には、大きなメリットがあります。それは、精神科医の仕事を表現する最良の方法です。

精神科医の仕事は、面接にあります。患者さんに質問して、お話を伺って、また質問して、またお話を伺い、「では、こうしてみては」などと言うことを繰り返す、それが精神科面接です。「抑うつ」とか「不安」とか「強迫」といった症状も、その話し合いのなかで析出してくる現象を、そう呼ぶのであって、精神症状の現れる現場はあくまで診察室の中です。患者さんと話し合いをするなかで初めて精神症状と呼ばれるものが立ち現れてきます。

精神科医の仕事の中心にあるのは、精神療法という営みです。精神療法は基本的に「話し合いによる治療」です。ただ、話し合いのなかに、私ども精神科医はそれを通じて、患者さんの自尊心を高めようとか、現状についての冷静な見方へと導こうといった工夫をしています。この面接ライブで感じ取っていただきたかったのは、その点です。

以下に私自身がどのような問題意識をもって面接に臨んでいるか、少し記させていただきます。本編の面接ライブをお読みいただくときの参考にしていただきますと幸いです。

精神療法とは技法ではなく、面接の全体

「精神療法とは何か」。おそらく、精神科医の数だけ回答はあるでしょう。一般には、「精神療法には、精神分析的精神療法、認知行動療法、対人関係療法、森田療法などがある」などといわれます。

しかし、私見では、このように技法を並べて精神療法を説明したつもりになることぐらいナンセンスなことはないように思います。それは、ちょうど「柔道の技には、立ち技と寝技がある。立ち技には、体落とし、背負い投げ、大外刈りなどが、寝技には上四方固め、横四方固め、袈裟《けさ》固めなどがある」というようなものです。しかし、実際の柔道においては、一つ一つの技が孤立してあるわけではなく、立ち技で崩して、寝技に持ち込んで、合わせ一本をとるとかいった、連続技をかけるわけでしょう。それが柔道の全体です。

サッカーに例えてもいい。「サッカーの技術には、キックとヘディングがある。キックには、インサイドキック、アウトサイドキック、トーキックなどがある」、こういえばナンセンスさは際立つでしょう。サッカーの場合、一つ一つの技術がばらばらにあるわけではなく、一連の流れ

のなかで、インサイドキックがあったり、ヘッディングがあったり、ドリブルがあったりするわけでしょう。しかも、それが刻々と変化するピッチの状況のなかで、フィジカルのぶつかり合いがあり、短いパスの応酬があり、オープン・スペースを巡って走りこむ選手がいて、一瞬のクロスパスがありなどして、その全体がサッカーを構成しているのでしょう。個別の技術を単独で解説してみせても、それはサッカーについて何かを語ったとはいえないのではないでしょうか。

精神療法について話を戻せば、それは、マイクで患者さんを呼んで、診察を始めて、最後に「では、お大事に」というまでの全体が精神療法です。さらに言えば、初回面接と次回の面接、そしてその次、その次、というように、面接がシリーズになるように流れを作っていくことも必要です。そこに、患者さんを取り巻く変化があり、心境の変化、環境の変化、思わぬ出会いもあれば別れもあって、時々刻々と推移していく状況のなかで、患者さんにとって最も資する言葉をかけていこうとすること、その全体が精神療法と呼ばれるものでしょう。

技法を精神療法それ自体と思うのは、インサイドキックをサッカーそのものと勘違いするに等しいと私は思います。

精神療法とは聴くことではなく、尋ねることと聴くこと

「傾聴」という言葉があります。これは、患者さんの話を何らの介入的な指示を行うことなく、

もっぱら受容的に聴こうというものです。これは、ロジャーズ（アメリカの心理学者、1902-1987）らが「非指示的カウンセリング」と呼んだ方法です。傾聴することによって、患者さん（ロジャーズは心理士でしたので、「クライエント」と呼んでいますが）が自分自身を見つめ、自分を見直す機会を与えることができるとする立場です。

しかし、私は、今日、「傾聴」ということは過大評価されているように思います。患者さんの話をただひたすら我慢比べのように聴き続けても、それで本当に患者さんが自分自身を見つめ直すのでしょうか。

私は、思慮を欠いた「傾聴」はプロの仕事ではないと思います。なぜなら、そこには「話を聴く」ということに戦略がない。何も考えずにただ無目的に話を聴いて、それで患者さんが治るのならば、精神科医は必要ありません。民間の傾聴ボランティアで十分でしょう。

患者さんの話を聴くことには、意義もありますが、危険もあります。患者さんが疲れているとき、いらだっているとき、自暴自棄になっているときに、その気分のままで言語化を促せば、語れば語るほど、疲れ、いらだち、自暴自棄が強まります。心身の状態が悪いときの語りは、語る者の眼を曇らせます。特に、現状に強い不全感があると、それを直接には関係のないはずの過去の出来事のせいにするのは、人間に普遍的にみられる傾向です。「傾聴」は、軽率に行えば、そのような傾向をいたずらに刺激してしまいかねません。

もちろん、話を聴くことに意味がある場合もあります。患者さんが自分が経験した出来事から少し時日がたって、冷静さを取り戻しつつあり、これからまた一歩踏み出してみようとしているときに、「あの経験はいったい何だったんだろう」と思うときがある。こういうときに気持ちの整理をつけるために、少し話していただくことは意味があると思います。

また、聴くためには、いい質問をしなければなりません。テレビ番組の『徹子の部屋』がギネスブックに載るほどの長寿を続けている理由は、黒柳徹子さんが聴き上手ということもあるけれど、それ以上に問い上手だからなのだと思います。黒柳さんの質問の内容が優れているのです。黒柳さんがただ「……はい、……はい、……はい」と、下手な精神科医のように相槌だけ打つ傾聴マシーンだとしたら、ゲストは馬鹿馬鹿しくてあの番組に出ようという気にはなりません。黒柳さんがゲストの個性を理解して、魅力を引き出すような巧みな問いかけをしているからこそ、ゲストは忙しい時間を割いてあの番組に出てみようと思うのでしょう。同工異曲の番組がいずれも長続きせず、『徹子の部屋』だけが長寿を続けているのは、黒柳さんの問い方の知的なセンスにあると思います。

私ども精神科医も黒柳さん同様に「対話のプロ」のはずです。対話は、尋ねることと聴くことからなる。だから、黒柳さんと同じように、尋ね方、問い方にもうまくなっていきたいものです。患者さんにとってポジティブなことを語らせるためには、いい質問をして、患者さんが自分自身と自分をとりまく状況について理解を深めるような方向づけをしたいのです。

すなわち、話を聴くことは、明確な治療的目的をもってするならいいと思います。何も考えないで、ただ話を聴けばそれで治療になるという考えは、浅はかだと思います。

精神療法とはすり合わせである

精神科医とは何をする仕事なのか、あまりよくわかってもらえてはいません。診察室には、かなり雑多な問題が持ち込まれます。思春期外来の場合、いじめ、シカト、「先生に理不尽な叱られ方をした」、「親が私のことをわかってくれない」、「子どもが親の言うことを聞かない」など。リストカットや自殺未遂はもちろんのこと、中学生の妊娠とか、校内暴力とか、覚せい剤などの『3年B組金八先生』並みの出来事も次々に持ち込まれます。夜中に学校の窓ガラスを壊してまわったり、バイクを盗んで疾走したりの、尾崎豊の世界にも遭遇します。

「いったい、これって本当に医者の仕事なのか」と思うことはしばしばです。こんなことは、精神医学のどの教科書を読んでも答えは載っていません。私どもにとって全然専門ではない事柄を、患者さんたちは「先生はお医者さんでしょ」とでも言いたげな口調でポーンと突きつけてくるのです。

医者という者は、学生時代から口頭試問を何度も受けさせられていて、「何も答えないと零点だ」という意識があるものだから、どうしても「合格点の回答はできなくても、まあ部分点だけでも」と考えて、自分にできることをやろうとする。でも、それがいけないとは言わないが、一つ間違えると医者としての領分を踏み越えてしまいかねません。

私は、「そんなのどうしたらいいかわからない」と率直に答えるほうがよほど誠実だと思います。医者だって、できることとできないことがあります。それは率直に言っていいのではないでしょうか。

私は、診察中、「ええっと、それで私は何をすればいいんですか」と患者さんに尋ねることにしています。いったい患者さんは私に何をお求めなのでしょう。そして、それは私にできることなのでしょうか。

ただ、そうやって私がとまどいを患者さんに返しているうちに、何度か言葉のやりとりがあって、お互い、いいアイデアが浮かぶことはあります。問題の本質的な解決にはならないけれど、少しでも現状をよくしていく次善策が浮かぶことはあります。「先生、何とかしてください」、「いや、そんなことといったって無理ですよ。どうしたらいいでしょうねえ。お母さん、お知恵貸してください」、そんなやりとりをするなかで、「では、とりあえず、起床時間と就床時間だけでも一定にしましょう。生活リズムの立て直しだけでもやっておきましょう」とか、「じゃあ、来週、学校の先生とお母さんとで一緒にお越しいただいて、私もまじえて四者会談をしましょう」

とか、「学校はすぐには無理でも、これまで続けていたそろばん塾だけは再開しましょう」などといった、その後につながりそうな暫定案が出せる場合もあります。

こうして、患者さん側の期待と、こちらにできることとのすり合わせの作業を繰り返し、同時に、何らかのアクション・プランを探す、これが思春期臨床のかなりの部分を占めるようになります。

精神療法とは一連の流れである

精神科医の側から見れば、精神科面接の最も重要なポイントは、流れを作ることだと思います。研修医が私どもの外来診察の陪席をしていると、よく尋ねてきます。「どうして、あそこであいう話を持ち出したのですか」とか「どうして、あそこであえて話を聞かないで、別の話題にもっていったのですか」などと。それは、なかなかいい質問です。

たしかに、私どもは診察中にある目的をもって、話を別のトピックに転じます。ときには、まだ患者さんが話したがっているのを遮って、別の話題に転じる場合があります。患者さんをこれ以上話させればかえって自分自身をみじめにしてしまうと思えれば、意表をつくように、別の話題に転じて、患者さんの意識を外傷体験からそらすことはしばしば行います。患者さんの話をただ傾聴している場合もありますが、その場合、今のテーマのままで話をしていただくことに意義があると判断しているからです。

私どもは、つねに面接の流れをどちらの方向に向けていくかには、関心をはらっています。精神科医の仕事のなかで最も精魂を傾けるのが、この流れを作るということだと思います。流れを作ることは、精神科医の仕事の真髄だといってもいいくらいです。

「どうして、あそこで話を変えたのか」、それはサッカーのボランチがロング・パスを出すタイミングと同じで、一瞬の判断です。そして、ボランチの場合と同じで、明確な目的をもってそうしています。膠着状況を打開したい場合、患者が本質的な問題に向き合いたくないがために瑣末な事柄を饒舌《じょうぜつ》に語っている場合、語り続けているにもかかわらず、患者本人からもう語ることに倦《う》んだという無言のメッセージを投げてきている場合、待合室で待っている家族がいささか気短な人で、あまり待たせるわけにはいかない場合、など実にさまざまです。

いずれにせよ、タイミングを逃さずに流れを変えることができるかどうかが、面接の成否を決定します。

精神療法はシナリオを考えてから進められる

心臓血管外科医の渡邊剛先生は、手術前日には、指慣らし、練習、イメージトレーニングに周到な時間をさくといいます。特に、週末をはさんだ月曜日の手術では、いったん休ませてしまった手、指、脳を臨戦態勢に復帰させなければなりません。そのために、日曜日に布を縫ったり、現場での手術の組み立てをイメージして、不測の事態に対処できるよう、入念に時間をかけるとのことです（及川佐知枝「ドクターの肖像　渡邊剛」『ドクターズマガジン』１０５号、２００８年）。

プロ野球のバッテリーは、試合の前日は、相手チームの打順を予想し、27のアウトをどうとるか、そのための投球の組み立ての一球一球をシミュレーションするとのことです。ボクシングの試合直前のスパーリングは、言うまでもなく試合のイメージ作りのためです。

準備が必要なのは、精神科面接も同じです。私見では、精神科医の仕事は、あらゆる診療科の診察のなかでも最も格闘技に近いと思います。ですから、患者さんについての事前情報をもとに、患者さんとの実際のやりとりを想定して、ある程度シナリオをイメージしておいたほうがいいと思います。

たとえば、明日の外来予約の入っている患者のカルテを机の上に積み上げて、一人一人についてレビューして、面接の組み立てをイメージする。どこがポイントになりそうか、どこを患者さんは求めてくるか、それに対してどのように言葉を返していくか、診察の流れが思いもよらぬ方向（ひたすら自虐的な繰り言に終始するとか、現在の連日遅刻の問題に向き合う代わりに、少年時代の実父からの叱責やトラウマ体験を持ち出すなど）に向かう危険はないかなど、これまでのこの患者との診察場面を思い起こしつつ、明日の診察を予想し、それに対してどう対応していくかを考えるのです。

この作業は、すべての患者について行うには及びません。思春期臨床について言えば、初診後、日が浅く治療がどういう方向に向かうか予測しがたい人、状態が不安定な人、試験・久々の登校・クラス替えなどのイベントの前後で動揺が予想される人、閉塞状況打開のために家族セッションを組んだ人などを中心に組み立てを考えます。

初診の場合は、いったいどちらに話が向かうかわかりません。しかし、初診時アンケートへの記入事項を読んだり、前医からの紹介状を読めば、患者さんのイメージは湧いてきます。そうなると、これまで経験した似たようなタイプの患者さんのことを思い浮かべつつ、漠然とした話の流れを考えるのです。

もっとも、本当のところを言うと、私は、このところ多忙で、なかなか準備に時間がとれません。それで、診察のたびに、患者さんの退出直後にカルテにサマリーを作って、次回の診察で尋ねるべきポイントを箇条書きにし、次回の組み立てを意識した覚書を記しておきます。次回、診察の際には、患者さんの名を呼んでから患者が入室するまでの数秒間に、前回カルテに記されたポイントを一瞥《いちべつ》して、診察の流れを予想します。こうすることで、患者さんの入室と同時にスムーズに面接に入っていくことができるのです。

面接状況の混乱と修正

ところが、どうシナリオを考えても、そのとおりにいかないのが診察の現実です。渡邊先生も手術の経験をふりかえって、「いくら準備をしていても、これはもう自分では御しきれないと追い詰められた経験が何度もあります」と述べていらっしゃいます。

精神科臨床においても、面接はしばしば「想定外」の方向に向かいます。「想定外」が起こりうることは想定しておかなければなりません。それに、かならずしも事前のシナリオに固執する必要はなく、むしろ、流れに任せたほうがいい場合もあります。

しかし、不注意にも患者さんの触れてはならない点に触れてしまい、地雷を踏んだかのように突然の激昂をかって、ただひたすら罵声《ばせい》に耐えなければならないこともあります。こうなると軌道修正は容易なことではありません。それでもこの混乱のさなかに、事態を収拾する一言を考えなければなりません。そして、面接状況の一瞬の変化をとらえて、ドンピシャリのタイミングでリカバリーショットの一言を放つ。それも精神科臨床の醍醐味です。

面接中、精神科医は二つの意識をもつ

精神科医にとって、面接の流れが完全にコントロール不能となると、その後の立て直しは難しくなります。ある程度、「面接の流れを作る」ことを意識しないと治療になりません。

患者さんからみれば、面接中、主治医は自分の話を聴いてくれているように見えます。それはうそではないのですが、聴きながら、実は、もう一つの意識で、面接の流れを考えています。

私の場合、患者さんの話を伺いながら、カルテを書いていますが、それと同時に、いつも机上にA5の大きさに切ったメモ用紙を用意していて、そこにアイデアを汚い文字で記しています。

私自身、診察中しばしば患者さんの予想外の反応に出くわします。意表をつかれて混乱することも珍しくありません。診察の最中には、「しまった。話がこちら側に来たか。修正しないと……」というような思いが、私の脳裏に浮かんできます。それとともに、「この話題にふろう。そうすれば話が再び流れ出す。それがだめならこの話題だ」というような作戦も浮かんできます。患者さんの話を聞いているさなかの一瞬のうちにアイデアが浮かびますが、その一方で面接には集中しないといけません。そうするうちに、いい発想もたちまち忘れます。ほとんど数秒後には忘れています。これは惜しい。土壇場でひらめいたアイデアは、事前に準備したシナリオより優れている場合が多々あります。窮地を救う可能性が高いのです。

そのために、小さな紙片に面接の途中で出てきたアイデアを書き留めておくのです。患者さんが滔々と語っているときは、口をはさむ余地はありませんが、言葉がとぎれ、診察の流れを変えられそうなときに、メモを見て、話題を一気に転換します。そうして、少しずつ軌道修正して面接を「今日の結論」にもっていこうとするわけです。

知的で、創造的で、おもしろい面接を

私は、これまで多くの先輩精神科医の診察を陪席してきました。そして得られた印象は、「いい面接は知的におもしろい」ということです。

それは、対話がおもしろい言葉の応酬で成り立っていて、横で聞いていて楽しい。そのうえ、患者さんが関心をもってくれそうなトピックを選んで、患者さんをノリよく話させるような雰囲気に満ちているということです。その結果、患者さん本人の一番知的な部分が引き出されて、患者さん自身も話しながらあらためて自分の個性を確認していくようなところがある。そんなすばらしい面接を、私は何度も目撃してきました。

私もつねに「知的で、創造的で、おもしろい面接」を心がけています。実際には、なかなか思うようにいきませんが、少なくとも私が目指すのはそこです。患者さんにとっておもしろい面接がいい面接のはずです。もちろん、こころに大きな悩みをもっている人がくるわけですから、いつも笑顔で終われるわけではありません。しかし、私としてはつとめて明朗に、患者さんにとって飽きのこない面接を心がけています。

本書は、基本的に専門書であって、エンターテインメントではありませんが、もし、おもしろ

く読んでいただけたら、それは私にとってうれしいことです。もし、読んで「退屈だ」とお感じになったとしたら、それは、私の面接がへたなせいでしょう。

では、そのあたりの実際を本書を読んで、ご評価いただければと思います。

症例1

リストカットしているブラック・ミュージックが好きな16歳女性

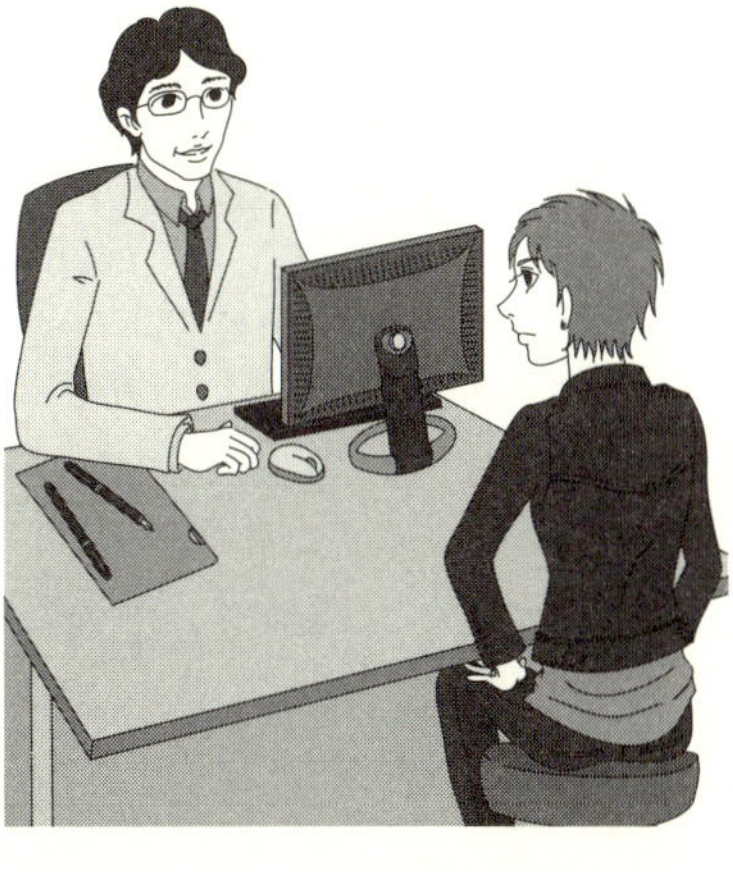

リストカットにて精神科通院3カ所目

黒須由美《くろすゆみ》さんは、16歳の女子。上尾在住で大宮の高校に通う高校1年生。祖母が同伴してきた。強い季節風が吹き荒れ、雪もちらつく2月上旬のことであった。

井原：(待合室へのマイクでの呼び出し)「くろすゆみさん、くろすゆみさん、1番診察室にお入りください」

お祖母《ばあ》さん、由美さんの順で入室。由美さんは、裾丈の短めの革ジャンに、細身のからだを細身のジーンズで包んでいる。髪も短め。ボーイッシュで少し突っ張った感じの少女である。

井原：黒須由美さんとお祖母様ですね。お待たせしました。どうぞ椅子におかけください。先ほど、初診のアンケートを読ませていただきました。ご記入くださってありがとうございます。今の問題は、「リストカット」ということですか。いきなり重いなあ。[*1] はじまりは、去年の秋ごろから。なるほどもう4カ月になりますね。そして、これまで「シラコバト・メンタルクリニック」と「上尾宿診療所」に行ったと。上尾宿さんは、精神科でしたっけ。

由美：そうです。最初行ったのが地元の上尾宿診療所で、そこは1回行って、「高校生は専門じゃないから」と言われて、それきりでした。

祖母：その後、ちょっと切るのやめていたので様子を見ていたんですが、今年になってまた始まったので……。

井原：それでシラコバトへ。シラコバトさんは若い人診てくれるんだったかな。

＊1　頼りないようなことを意識的に言っている。自傷行為については、患者本人に一定の自覚をもっていただかないといけない。医師がすべてを背負い込めるものではない。もっとも、患者を失望させすぎてもいけないが……。

由美：あそこに行ったのは、ちょっと先輩で行ってた人がいて、それで「由美も行ってみろよ」って言われて。先輩で結構メンタル系の人いて。でもその人大学生ですけど。
井原：なるほど。行ってみてどう？
由美：薬出ました。デパスってやつ。先輩が飲んでたのと同じ。
井原：飲んでみてどう？
由美：眠くなる。でもそれだけですね。
井原：まあ、そうだろうなあ。ご家庭は、えっとお父さんとお祖父《じい》さん、お祖母さんの4人ですね。さて、それじゃあ、まず由美さんからお話を聴こうかな。高校生だし、もうそのほうがいいよね。お祖母さん、恐れ入りますが、ちょっとドアの向こうの椅子におかけください。そちらでお待ちください。すぐまたお呼びしますので。[*2]
祖母：はい。

---

*2　若年女性のなかには、男性治療者と一対一になることに不安をもつ人もいる。家族に退出を促すとき、患者の表情がどう変わるかは注意したい。また、家族を待たせるとき、極力ドアのすぐそばの椅子に掛けさせる。

大変な話は後回しにして……

井原：さて、リストカットかあ。そりゃお祖母さん、心配するよ。私だってそうだ。

由美：……。

井原：君は、さぞや今度の医者は頼りになるのかといぶかっているだろう。まさにそのとおり。全然頼りになんかならないよ。私だって自信ないなあ。とにかくこんな危ないことしょっちゅうやられたら、こっちだってどうしようもない。……まあ、大変な話は後回しにしましょうや。[*3、*4] さて、今、高校1年生。何やってんの、学校で。

由美：普通に……。学校行って、部活やって。

井原：部活は？

由美：軽音です。最初合唱部にいたんですけど、3カ月でやめました。

井原：やめたのは？

由美：いろいろ先輩とうまくいかなくって。それと合唱のあの発声がどうも自分に合わなかったんですよね。もう少しポップなのやりたかった。実は、リスカもそんときやってたんです。でもまあ祖母には言ってません。

＊3　患者の治療者理想化の気勢を制するべく、頼りなさを提示した後、できるだけ早く、「しかし、多少は役に立つ」ということを示したい。患者の期待とこちらにできることとのすり合わせの作業はまだまだ続く。

＊4　症状からではなく、生活から入る。それは精神科面接で最も重要なことである。逆に、ここでリストカットの話から入れば、面接はかならずや泥沼化する。触れると痛いところは後回しにすべきである。

軽音楽部で活動中

井原：軽音楽部に移ったんだね。それはいつごろ？
由美：1年の2学期です。軽音のほうが練習は週3日しかやんないし、楽です。でも先輩には、自分でバンド組んで、そっちでがんばってるのもいる。
井原：みんなけっこう本気なんだ。
由美：そうですね。合唱部は先生ががんばって、生徒はついていくだけ。軽音のほうは、生徒が自分でやってる感じです。
井原：じゃあ、みんな張り切ってるんだ。いいところに入ったんじゃないか。
由美：……そうですね。でも、1年私だけなんですよ。
井原：先輩ばっかりか。いじめられたりする？[*5]
由美：それはない。でも怒られることはしょっちゅう。へたなんだからしかたない。
井原：何やってんの？
由美：ボーカルです。うちの軽音は、いずれボーカル中心のコーラス・グループを作ろうという計画もあって、男ばかりのコーラス・グループはたくさんあるけ

＊5　自傷行為があれば、自己嫌悪があり、自己嫌悪があれば、大人からの叱責や友人からのいじめがある場合が多い。しかも繰り返されているかもしれない。いじめについては、本人は否定しているが、多少あるかもしれない。

ど、そこに女声も加わればおもしろいだろってんで、誘われました。でも、メインは、男のコーラスです。私は補欠みたいなもの。

井原：女性部員もいるの？

由美：キーボード担当の先輩がいる。

井原：由美さん、楽器は？

由美：超へた。[*6] ちょっとギターとかやってみたけど、うまくならない。ほかの部員はみんな楽器できる。すごいセンスいい。ちっちゃいときピアノとかやってた人ばっかりだから。

井原：由美さんは？

由美：私も小学生のころエレクトーンやってたんです。楽譜は読めます。でもうまくならなかったな。私はセンスないんです。でも歌うのは子どものころから好きでした。

井原：ボーカルってうまくなるものなの、それとも天性の？

由美：両方ですね。やっぱ練習すればうまくなりますよ。楽器と同じです。でも男の先輩はすごい。一人すごい人がいる。声が太くて、張りがある。ときどき音程ずれるんだけど、強引にさわりで盛りあげて雰囲気作っていく。あの人は天

＊6　「超へた」「うまくならない」「私はセンスないんです」「私は才能がないんです」など、自己卑下ともとれる発言が続くが、「やっぱ練習すればうまくなりますよ」との肯定的な発言も聴かれるのが救いである。

性のボーカリストですね。私は才能がないんです。

勉強は普通

井原：いずれにしても今は部活が中心だね。勉強は？[*7]
由美：普通に……。そんなにやってない。
井原：成績は？
由美：普通。真ん中。
井原：何が得意？
由美：中学時代は数学が得意だった。今はだめ。やらなくなってわからなくなってきた。英語や国語のほうがまだいいかな。でも好きだけど成績はよくない。
井原：英語の歌も歌うの？
由美：歌いますよ。英語は歌なら覚えるんだけど。
井原：ああ、それはいいね。試験の勉強も同じだよ。英語の歌なら7、8回歌えばだいたい覚えるだろう。英語の教科書なら15回から20回くらい音読してごらん。できるから。その調子で試験範囲を丸暗記してごらん。試験の点は取れるよう

＊7　いずれ、「得意科目から勉強は再開していこう」と促すことになるので、科目の得意、不得意は早めに尋ねておく。勉強は何であれやればできる。できるようになれば自己価値感は上がる。

になるよ。[*8]

由美：訳とか文法とかどうするの？

井原：訳は友達のノートでもなんでもいい。訳も2、3回読んでだいたいの意味をつかめばいい。文法は、丸暗記すれば理屈はあとでわかってくる。勉強以外はどうかな。アルバイトとかは？

由美：学校で禁止されてるんです。でも春休みちょっとやりたいんだけど。

自分がいやになる

井原：一番つらいのは？　軽音楽部の人間関係かな。

由美：うーん。人間関係っていうか、自分がいやになる。みんなみたいにうまくいかない。

井原：学校のクラスメートは？

由美：あんまり話さない。私ちょっと浮いてるかも。やっぱ、先輩ばっかりの部活にいるから。[*9]

井原：いやなやつもいる？

＊8　受験生にはこの学習法を是非お勧めしたい。最も簡単で効果的な英語上達法である。もっと早く気づいておれば、私の英語力ももう少しまともなレベルに達しただろう。わが青春に悔いありである。

＊9　本人は、部活でも教室でも不適応感を自覚しているが、その内実は微妙に違うようである。かつ、本人がその差異に気づいているということが重要。

由美：多少。1学期はひどかった。荒れている男子もいる。でも今はクラスはバラバラかな。だからみんなお互いのことあんまり知らないんじゃない。
井原：つらいのは部活終わった後？
由美：いや。部活ある日は帰ったら疲れて死んだように寝てる。部活ない日が一番つらいかな。
井原：家で一人の時間が長すぎないか。*10
由美：それは昔から。お父さんは仕事で帰ってこない。おじいちゃん、おばあちゃんは、夜9時には寝ている。私は夜遅くまで起きているから。一人といえば一人。
井原：夕食はどうしてるの？
由美：おばあちゃんがつくってくれたのを、帰って一人で食べる。部活で遅くなることが多いから、おばあちゃんもう寝てる。
井原：一番むかつくのは自分、それともほかの人？*11
由美：自分。もちろん、むかつくやつもいる。でもどっちかというと友達とか先輩のせいじゃない。私の問題。私は、何をやってもうまくいかない。歌もうまくならないし、部活の用事もいろいろあって、先輩たちから、あれやって、これ

---

*10　自傷行為は、ほとんどが一人の時間に行う。一人で自分のことを悶々と考えているときに行われる。したがって、一人の時間が長すぎないかには、常に注意しておく。孤独が自傷の培地となる。

*11　自傷の心理の根底には、例外なく自己嫌悪がある。自己嫌悪とは、いわばサディズムとマゾキズムの一人二役であり、このような自己批判の精神をもち始めているということは本人の社会性が成長していることでもある。

やって、頼む、とか言われても、うまくできない。失敗する。みんな困ってると思う。私の存在自体に。

井原：大変だなあ。具体的にいまいちイメージできないな。

由美：軽音ったって、ただ音楽やってりゃいいってもんじゃない。結構、マネージャー的な仕事があるんです。うちらは、顧問の先生いるんだけど、忙しい。雑用は新人の仕事みたいになっちゃう。でもわかんないことばっかり。

井原：由美さんが入部する前は誰か別の人がやってたんだろう。

由美：ええ、今、2年生の人。その人に教わってます。

井原：怖いの、その人。

由美：ちょっと。でも、私が要領が悪くて怒られてるだけ。[*12] あ、それと、大事な練習の日に風邪ひいちゃって、ひどい声出して怒られた。

井原：風邪はしかたないだろう。

由美：でもその日、OBでスタジオ・ミュージシャンやってる人が来て、練習見てくれる日だった。みんな、チョー緊張してた。そこに私がのこのこ変な声で出てきたから……。

井原：「体調ぐらい整えてこい」ってことか。耳が痛いな。俺だって外来の日は、

＊12　この人は、けっして他者を悪く言わず、むしろ、自分に非があるように言う。女子高生なら、小生意気に多少の悪態はついてもいいように思うが、その点はひどく抑制が利いている。

体調整えてこなきゃいけないんだけど、そうならない日もあるよ。[*13] みんな厳しいな。部活はピリピリした雰囲気？

由美：練習中はみんな怖い。なんか体育会系。怒鳴り合いもある。

井原：後に引きずるもの？

由美：最近はそう。みんな機嫌悪いことも多い。私は1年だから、どうしても怒られ役。

井原：みんな苛立っていることもある。火花が由美さんにかかることもある。でも、それは由美さんが悪いのかな。由美さんの人間としての値打ちとは、直接関係ないだろう。

由美：そんなこと言ったって。

"The Greatest Love Of All" って知ってる?

井原：音楽は、ポップでコーラス中心ってことは、ブラック・ミュージックの影響を受けてるんだろ。じゃあ、ジョージ・ベンソン(注1)とかホイットニー・ヒューストン(注2)とか知ってる？

＊13　面接中、治療者は「自分の個人的なことは語らない」が原則だが、あまり原則通りだと、杓子定規な印象を与える。多少、無駄話風に自分のことを語って、人間臭い部分を出してみても悪くない。

由美：いきなり飛びましたね、話が。ホイットニー・ヒューストンなら知ってますよ。先輩が好きで聴いていたから、私もちょっと聴く。

井原：僕は彼女が光り輝いていた時代を知っているよ。由美さんは、'The Greatest Love Of All'っていう曲知ってる？[*14]

由美：聴いたことあるような。多分聴いたらわかると思うけど。

井原：この歌は君のような人にこそ知ってほしい歌だ。♪ I believe ……（初めのフレーズを少し歌って聴かせる）♪

由美：ああ、知ってる、知ってる。聴いたことある。

井原：この曲は、子どもたちのための曲、若者たちのための曲。大人が君のような若者に語りかけている曲だよ。

由美：ふーん。

井原：だいたいの意味はね、「君たちこそ、僕たちの未来だ。君たちのなかのたくさんの美しい花を咲かせてほしい。胸をはり、誇りをもって生きていってほしい。そして君たちの笑い声でいっぱいにしてほしい。僕たちはもうだれかの影を追いかけたりはしない。うまくいくことも、いかないこともあるけど、僕は生きていく。すべてを失っても誇りだけはけっして失わない」

＊14　へたに若ぶって、最近の曲などを引用すると、かえって知識不足を露呈させる。「古典は古びない」との信念をもって、スタンダード曲に言及するのがコツである。

由美：……。

井原：そして、一番大事なこの曲のメッセージは、「世界一の偉大な愛」"the greatest love of all" ってなにかということ。それはね、「一人ひとりの心の中に生まれる」もの、つまり、「自分を愛する」ということだ。「自分を愛する気持ち」、それが「世界一の偉大な愛」、それさえあれば、どんなに寂しいときでも、生きていく力を見つけることができる。まあ、そんな歌詞ですよ。

由美：……。

井原：由美さんのような人にはね、美しい経験や美しい感動をたくさんしてほしい。そして、自分のなかに美しい思い出をたくさんつくってほしい。そして、そんな経験をしている自分のなかに、美しいものを見つけて、育ててほしいんだ。君は自分の欠点ばかり思い浮かべているだろう。自分の失敗ばかり思い出しているだろう。[*15] でもちょっと待ってほしい。君はもっとすばらしい経験やすばらしい感動だってしているはずだぞ。それをもっと思い出してほしい。

由美：……。

井原：これまでの16年間、感動したこととか、楽しかったこととかたくさんあっただろう。思い出してごらん。そういう思い出が君にとって最高の財産なんだよ。

---

*15　自傷行為者に対する精神療法における最大のテーマは、「自尊心の回復」である。自己嫌悪の泥沼に浸かる彼らをして、いかに、自分を愛することの意味に気づかせるかがポイント。

由美さんの心の中には、本当はたくさんのすばらしい思い出がつまってるんだよ。ただ、今はそれを忘れてる。いやなこと、つらいこと、失敗したこと、そんなことばっかり思い出してるんだよ。だからつらくなっちゃうんだろ。でも、生まれてから今日までずっと地獄ってことはないだろう。

由美：最近は地獄ですよ。

井原：そうかな。この曲はね、リンダ・クリード(注3)という人が作詞したんだけど、若くしてがんで亡くなったんだ。死ぬ前に子どもたちのために書いたのさ。自分のなかの美しいものに気づくこと、それが何よりの生きる力になるんだ。そんなことを死を目前にした人が子どもたちに語りかけたのさ。由美さんは、自分の美しいものを見ようとしてないんだよ。こころのなかに一番大事なものがあるのに、それに気づこうとしないのさ。

由美：……。

井原：君は、洋楽の歌詞は読むほう？[*16]

由美：あんまり読まない。曲だけ聴いてる。英語わかんない。

井原：英語の勉強だと思ったらいやになる。でもまずはCDの歌詞カードの対訳のところからお読み。そして、そこから英語を読み直せばいいから。あとはイン

＊16　J-Popであれ、洋楽であれ、若者たちがポップスを聴くのは、その音楽性以上に、歌詞が人生について語ってくれるから。この時代に聴いた曲は、生涯の宝物になる。若者たちには、英語の歌詞にも挑戦してほしい。

ターネットから歌詞の訳を調べてもいい。歌詞の意味を理解してから、この曲を聴いてごらん。リスカなんてしたくなくなるよ。

由美：……。

東方神起のジュンスが君のために歌っている

井原：君は東方神起(注4)は好きかい。

由美：まあ、普通に。格好いいし、うまいと思う。

井原：最近、ジュンスがこの曲を持ち歌にしてるんだ。[*17] 私も聴いたことがあるよ。インターネットの動画で探してごらん。ジュンスが由美さんのために歌っていると思ってほしい。ジュンスが、君のために、「自分を愛することが、世界一の愛なんだよ」「生きていくんだ、だって信じているから。たとえすべてを失っても、こころのなかの誇りだけはけっして失われはしない」、そう語りかけているのさ。これを何度も聴いてごらん。

由美：曲名、ちょっとメモしときたいんだけど、紙かなんかあります？

井原：いいよ、書いとくよ。"The Greatest Love Of All"、東方神起ジュンス、

＊17　スタンダード曲だと、最近の若者のアイドルが歌っても何の違和感もない。むしろ、スタンダードに込められたこころは、いつの時代の若者にも共通であるように思える。

Whitney Houston"、これであとはネットで調べてごらん。

由美：ありがとうございます。

井原：じゃあ、これからちょっとお祖母さんからもお話を伺います。由美さん、お祖母さんと交代して。

豚の鳴き声とモダンジャズが子守唄

井原：実は、リストカットの話はあまりしませんでした。[*18] 手首の傷はちらっと見えたので、それ以上見ませんでした。それより、音楽の話ばかりしていました。本当のところ、すぐには悪い癖はやめられないかもしれません。私ども精神科医といったって、自傷行為を完全にやめさせられるわけでもないんです。

祖母：はあ、じゃあどうすれば？

井原：私どもとしては、由美さんにいい経験、いい感動をしてほしいんです。そうして、充実した密度の濃い一日を過ごしてもらって、それで気づいたら「今日はそういえばリスカしてない」と、そう思えればそれが一番です。リスカしないように、しないようにと言い続けるとかえって逆効果のときもあります。む

---

*18　自傷行為は、自己嫌悪の結果なので、それ自体をやめさせるのをめざすべきではない。自己価値感を上げることを治療者・患者で一緒に考え、その結果、いつのまにか消失していくというのが自然な治り方。

しろ、いい時間を過ごしてもらって、その結果として、「リスカなんかしなくてよくなった」となればそれが一番いいんです。ところで、由美さんのところは、少しご家庭、複雑ですね。

祖母：ええ。父親と母親は、この子がまだ2歳のときに別居して、そのまま離婚になりました。[*19] 私のところは代々豚を扱っていて、養豚農家なんです。息子にはいいかげんあとをついでほしいんですけどね。息子は、若いころから音楽好きで、大学を中退してスタジオ・ミュージシャンをやっていましたが、そのうち、今の音楽プロダクションの会社に誘われて、コマーシャルとかJ-Popの音楽の作曲をやっています。あまりヒットしたのはないので、いつもつらそうです。帰りはいつも遅いし、泊まり込むこともしばしばです。締め切りがつまっていると、何日も家には電話一つよこしません。

井原：じゃあ、由美さんはお祖母様がお育てになった。

祖母：そうです。あの子は息子が23のときの子どもです。私は、結構男っぽい性格で、孫も厳しく育てました。普通のお祖母ちゃんと孫の関係ではなかったかもしれません。あの子が小さかったころは、私もまだまだ若くて、体力もありましたから、血の気も少し多かったかもしれません。ちょっと厳しくしすぎまし

＊19　由美さんが生まれたころは、父も母も、若く、貧しく、夢見がちで、迷い多き時代であったのだろう。由美さんが、親たちの恋と挫折を、心底から許せるようになるまでには、まだかなりの年月を要することであろう。

たかね。

井原：ううん、まあ、今からそれをおっしゃっても……。それに由美さんが今直面している精神的な問題というのは、幼いころのこととは直接の関係はないように思いますけどね。[*20]

祖母：息子にもっと関わってほしいです。うちの夫は糖尿病があって、もうそろそろ豚の世話はつらくなっています。由美のテンションにはとてもついていけません。私だってもう年です。いい加減、息子に上尾に帰ってきてもらいたいんです。早く帰ってきて豚の仕事して、由美のこともみてあげてほしいです。

井原：微妙だなあ。由美さんにとっては、音楽やってるお父さんの存在は、結構ひそかに誇りに思ってるかもしれませんよ。由美さんが音楽が好きなのは、お父さんの影響でしょ。

祖母：まあ、由美にとっては、小さいときから豚の鳴き声とモダンジャズが子守唄だったですよ。息子はピアニストでしたから、バド・パウエル（注5）とかセロニアス・モンク（注6）とかのCDをたくさんもっていたんです。由美は一人でいつも聴いていました。

井原：お父さんは、養豚やりながら兼業ミュージシャンってな感じも悪くないと思

＊20 若者が、現在の不適応の原因を過去の養育者の態度等に帰す場合は珍しくない。責められるほうは大変だが、時計を逆に回すわけにもいかない。過去を振り返るよりも、未来を語るべきである。

うけどなあ。まあ、一度はお父様からもお話を伺いたいです。ともかく、現時点でもできることはたくさんあると思います。お祖母さん、ところで由美さんのあの大人びた話し方は、あれはいつもの由美さんですか。[*21]

促成栽培で大人に

祖母：大人びていますかねえ。普通の高校生ですよ。

井原：話し方というか、何といいますか、感情を顔に出さないで淡々と話す。表情を出すことを意識して控えているというか、非常にクールですよね。

祖母：ああ、確かにそういわれてみればそうです。口調は女子高生だけど、騒いだり、わめいたりはほとんどないですね。そもそも小さいときから感情は出さない子でした。

井原：お祖母さんに育てられたにしては甘えん坊的なところがないですね。[*22]

祖母：それは、私、孫をかわいがったというより、もう、豚のほうでも忙しかったし、そんなにあの子に関われてはいなかったと思います。家の手伝いも小さいときからさせていました。大人たちの苦労を早いうちから分け合っていくこと

＊21　精神科面接の目的は事実関係についての情報を入手するだけではない。患者の語り方、考え方、態度を通して、性格や生育状況を推測することもする。他者感情を通して、被害関係念慮の有無もそれとなく探っている。

＊22　大人たちに脅かされて育ち、萎縮している可能性を危惧した。幼少期にそうあってしかるべき多少のわがままを周囲が許容しなかった結果、感情表現に過度にストイックになってしまったのではないかと考えた。

も子育てだと思っていましたからね。

井原：なるほど。それはなかなかすばらしい。ただ、ちょっと促成栽培で大人になってしまったところがありますよね。感情の動揺をおくびにも出さない。人前で見苦しく取り乱したりはほとんどないから、みんなから大人びて見られる。でも、素顔は16歳ですからね。結構内面と外面のギャップに苦しんでいるかもしれませんね。

祖母：それはあるでしょうね。

井原：家で自分の部屋でひとりで落ち込んでいたりはしませんか。

祖母：あの子の部屋は2階なので、よくわかりません。中学の2年のころから、あまり話さなくなりました。自分の部屋にこもることが多くなりました。

井原：食事は一緒に？

祖母：朝食は一緒に食べるようにしてます。でも、朝は私たちも忙しいし、ゆっくり話す暇はないです。それにあの子は朝はとても機嫌が悪いので、みんな黙って食べる感じです。*23

井原：なるほど。まあ、ご家族に言えない悩みを抱えて、それでひとりで戸惑っているといったところですかね。しばらくうちの外来に通ってもらおうかと思っ

---

*23 朝、機嫌が悪いのは、おそらく就床時刻がかなり遅く、睡眠が足りず、起床時に爽快感がないからであろう。2階にいる由美さんについて、祖母の目が十分届いていない感じである。

ています。

祖母：お願いします。

井原：それでは由美さんを呼びますね。お祖母さんは、どうぞそのまま椅子におかけください。「くろすゆみさん、くろすゆみさん、1番診察室にお入りください」

英語の宿題を出します

由美：はい。

井原：お待たせ。お祖母さんとも話し合ったけど、まあ、しばらく外来に通ってもらおうと思う。今はちょっとリスカひどいみたいだから、収まるまでは週1回通ってもらうよ。[*24] 上尾からだから遠いけどね。ただ、通院自体は目的ではない。由美さんには学校に行って、みんなと会って、話して、バンドの仲間といい音楽をやってほしい。歌もうまくなってほしい。存分にハイスクール・ライフを満喫してほしい。それを応援するのが外来の目的。だから、ある程度落ち着いて過ごせるようになったら、通院間隔はどんどん長くしていくからね。

---

*24　若年の患者に対しては、初回面接の際の治療者の言葉は、数日しか効果が持続しない。したがって、2回目の診察予約をできるだけ早い時期に入れたほうがいい。

由美：はい。

井原：外来はお祖母さんと一緒でもいいし、一人で来てくれてもいい。お祖母さんも毎回じゃ大変だろうから、その場合、3、4回に1回は同伴してもらうとかでもいいよ。

祖母：わかりました。

井原：それから今日は薬は出さない。[*25] リスカを止める薬なんてものはない。それより由美さんがいきいきとはつらつと過ごせるようになれば、自然と無茶なことはしなくなるもの。毎日を光り輝いたものにしてほしい。いいね。

由美：はあ。

井原：じゃあ、次回は、来週の金曜日に予約を入れる。その日までに由美さんには、宿題を出そう。

由美：宿題。そんなの出るの。学校みたい。

井原：うちの外来は思春期の生徒さんが中心です。中学生、高校生は勉強するのが仕事でしょ。勉強、勉強。私はもちろん宿題を出しますよ。学校や塾と同じです。今週の宿題は英語。さっき話した "The Greatest Love Of All" を聴いて、歌詞をノートに書く。そして何度も歌って、歌詞を丸暗記する。次回はノート

＊25 若年者に対し、ベンゾジアゼピン系抗不安薬は常用量依存を起こしやすく、抗うつ薬は退薬症状が出やすい。どちらも、一度飲み始めたら容易にはやめられない。「とりあえず」のつもりなら、薬を出すべきではない。

を持っておいで。次回の外来は、英語と音楽の授業です。The Greatest Love Of All の歌詞をめぐる授業です。[*26] 患者さんが少なくて時間があれば歌っていただくかもしれないので、しっかり練習しておくように。軽音部の活動は続けろよ。いろいろあるだろうけど、そこでどんなことがあったか、そのときどうしたらよかったか、それを次回話してほしい。どうすればいいか、作戦を練ろう。外来は作戦会議だ。[*27]

由美：わかりました。

井原：お祖母さん、そういうわけですので、次回、予約を入れました。今日は遠路はるばるご苦労様でした。今後とも由美さんのことをよろしくお願いします。

祖母：こちらこそよろしく。

井原：それでは、待合室でお待ちください。これから受付の女性が次回の予約のご案内をいたします。お大事に。

＊26　「次回外来で歌詞について聞かれる」と思えば、本人は歌詞の意味について考えざるを得ない。「自分を愛することが、世界一の偉大な愛」ということの深い含意がわかれば、自傷は減るはず。

＊27　「作戦会議」という戦いをイメージする用語を使用するのは、本人に「人生は戦い。闘争心が必要」ということを意識させるためでもある。知恵を絞って戦い方を共に考えることが今後の診察の中心となる。

診療録 Assessment & Plan
黒須由美　殿

由美さんもまさか病院に行って英語の宿題が出るとは思わなかったであろう。本人の関心と治療者のなけなしの音楽の知識がかろうじて接点をもったので、そこを手掛かりにして面接をまとめた。

中井久夫は、「一般に、驚きを伴わない治療は、双方にとってつまらないものである。十代の子の期待は『方々で聞かされてきたお説教のヴァリエーションをここでも聞かされるのだな』であろう。これを破るところから治療が始まる。いわば、釘穴でないところに釘を打つことに――」（『著作集3巻』、326ページ）と述べている。

由美さんの場合も、「自傷はだめ」といったお説教は、もう何度も聞かされている。だからこそ、「この医者は、私のリスカなんか関心がない。まるで別の方向を向いている」と思わせたい。そうすることが、本人の意識を自傷行為からそらさせる最良の方法である。

ただ、今後も学校で、あるいは、自宅で、本人をして自己嫌悪に落ち込ませる出来事は発生する。その都度、自傷行為のリスクは高まる。治療者としても、毎回のように本人を驚かせ、期待をもたせるような面接ができるわけではない。本人が自己嫌悪を感じていて、それなりの期待を抱いて外来に来たのに、治療者は本人を失望させるような平凡な面接しかできないかもしれない。こちらとしても、「いずれまた自傷をやられるかもしれない」という覚悟はしておかなければならない。

治療者としては、治療の目標を自傷行為をやめさせることにおくのではない。むしろ、本人をして「手首を切るよりも、はるかにロマンのあることがこの世にはあって、自分がそれに向かって一歩ずつ進んでいるのだという実感」をもたせることにおきたい。そして、多少の自傷があったとしても、それが致命的な破壊行動に発展しないようモニターすることであろう。

症例2

オーバートレーニングの高校野球名門校1年生部員

野球部期待の新人

青鹿俊太《あおしかしゅんた》さんは、15歳の高校生。高校野球の名門校の1年生部員。40代の男性と一緒に来院。6月の雨の日であった。

井原：(待合室へのマイクでの呼び出し)「あおしかしゅんたさん、あおしかしゅんたさん、1番診察室にお入りください」

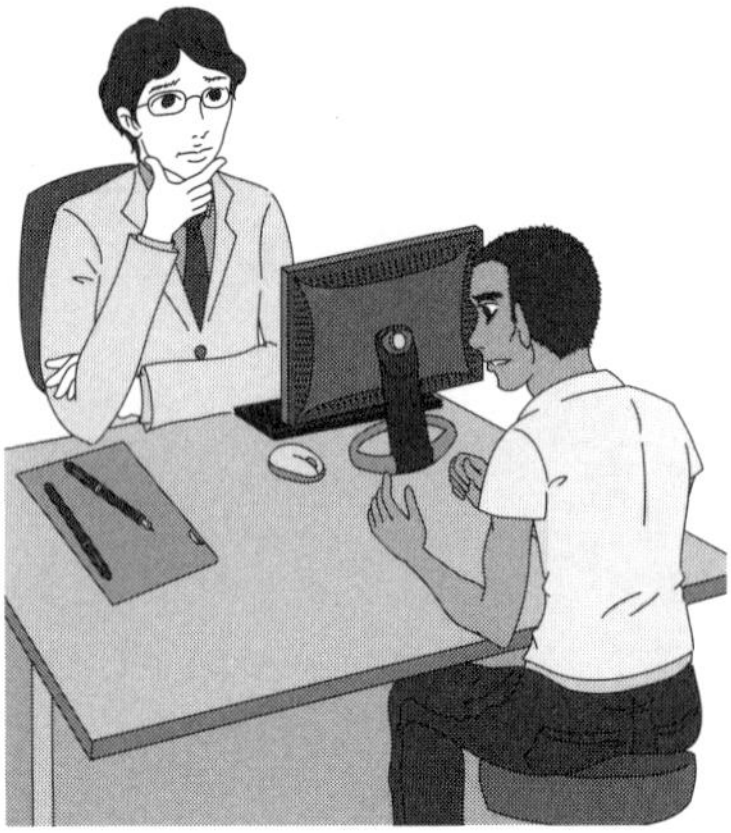

本人、同伴男性の順で入室。俊太さんは、五分刈り、真っ黒に日焼けした顔はいかにも野球部員だが、表情はまことに暗く、動作にも機敏さがない。*1 からだは大きくない。

井原：おはようございます。さあ、どうぞお入りください。こころの診療科の井原と申します。青鹿俊太さんですね。えっとお連れの方は、お父様ですか。

駒崎：いえ違います。私は、教師で野球部長をしております駒崎《こまざき》です。

井原：ほうっ。お父様ではないんですね。俊太さん、今日、ここを受診することは親御さん知っている？*2

俊太：知っています。今日、父は仕事。母もパートで来れませんでした。

井原：駒崎先生が一緒ってことは、お父さん、お母さん、わかっているね。

俊太：わかっています。

井原：了解。さてと、今日は、どうしたんだい？　アンケートには、「頭が痛い、だるい、ぼうっとして集中できない」とあるね。

俊太：はい、そうです。

＊1　入室するときの身のこなしで、心身の状態は推測できる。思春期症例の動作緩慢の原因としては、睡眠相後退による午前中の倦怠感、体育会系生徒の疲労困憊のほかに、統合失調症前駆期の緊張感もありうる。

＊2　同伴者と患者との関係については、必ず確認する。家族以外が同伴してきた場合は、家族が来られなかった背景事情を把握しておきたい。

駒崎：ちょっと私が話してもいいですか。青鹿は、今、野球部で期待の新人なんですが、6月になって突如ひどい体調不良を訴えるようになって、私たちも驚いています。特に野球の調子だけじゃなくて、ミーティング中も含めて集中できていない。全力疾走しないし、声も出ていないので、最初は厳しく注意していたんですが、どうもだめ、そのうち、練習ノートのなかに「もう、俺はだめだ」とか「生きている価値がない」とか書いてあったんで、「青鹿のやつ、うつ病になっちゃった[*3]」って思って、驚いて今日連れてきました。[*4]

井原：高校は、えっと、ああ春日部学院ですか。野球の名門ですね。そこでがんばっている。大したもんだ。しかし、君は大柄じゃないし、きゃしゃだし、ちょっと見たところ意外だね。

駒崎：いやいや、とんでもない。こいつは昔から有名選手です。中学のころからセンス抜群で何校からも誘いがきたぐらいです。守備もバッティングもずば抜けています。

井原：へえっ、人は見かけによらないなんて言ったら失礼かな。君は、ハンサムないい男だし、どっちかというと甲子園よりジャニーズ事務所のほうが似合いそうだけどね。まあ、いいだろう。じゃあ、駒崎先生、先生からはまたあとでお

＊3　うつ病が未成年にも起こりうるかは、精神科医の間でも意見が分かれる。私は、「うつ病は成人のみ。未成年の抑うつは、『適応障害（反応性抑うつ状態）』にすぎない」とする立場である。

＊4　中高生は、統合失調症の好発年齢であり、健康そのもののような運動部の生徒すら、一定の確率で発病する。部長が驚いて病院に連れてきたのは、かならずしも過剰反応とはいえない。

話を伺います。ちょっと俊太さんから話を聴いてみたいと思います。むこうの椅子でお待ちください。俊太さん、いいよね。

俊太：いいです。

こなせない練習量じゃないのに……

井原：ばてててるんじゃないか。

俊太：そうっすね、少し。[*5]

井原：練習きついのか。

俊太：いや、練習量はそんなでもないと思います。うちなんかより浦和光栄のほうがよっぽどハードですよ。それに無茶な投げ込みとか無茶なランニングとかをやらせるわけじゃない。こなせない量じゃないと思っています。

井原：野球少年の間では春日部学院の評判はどうなの？

俊太：いいと思います。

井原：上下関係厳しいだろう。シゴキとかあるの？

俊太：シゴキはないです。そのかわり勉強しろとか、トイレ掃除しろとか、生活態

＊5　体育会系生徒たちは、つねに厳しい競争原理のなかで生きている。肩や膝の痛みのような明らかな故障ならともかく、単純な疲労についてはけっして積極的には訴えない。彼の場合も過少申告だと考えるべきであろう。

度とかものすごく厳しいですけどね。
井原：1年は大変だろ。いじめとかない？
俊太：正直言って小学生のころのほうがいじめは大変だった。僕、お母さんがベトナム人で、ハーフですから、顔見ただけで普通の日本人っぽくない。色も黒いし、子どものころから顔のこと言われていじめられてました。野球はじめたのも、お父さんがあんまりいじめられててかわいそうだからって。

朝練で5時半起床

井原：オーケイ。今はどんな生活？　何時に起きて、何時に学校行って、何時に家に帰って、何時に寝るのか。[*6]
俊太：朝練があるので起きるのは5時半ぐらい。パッと御飯食べて6時過ぎには家を出る。
井原：東武電車だね。どのくらいかかる？
俊太：はい。栗橋から乗って、久喜で乗り換えて、春日部に着くのが7時前。[*7] そこから自転車で学校に。7時20分から1時間朝練がある。

＊6　思春期は概日リズムの後退、長い通学時間など、睡眠障害をひきおこす要因が多い。就床時刻、入眠時刻、覚醒時刻、起床時刻を細かく尋ね、通学に要する時間なども把握しておく。

＊7　行きが上り電車、帰りが下り電車。どちらも通勤、通学客で混雑している。座れない。しかも、細かい乗り換えがある。逆方向で乗り換えなしなら、もう少し楽である。電車の中で眠れる。

井原：大変だね。夕方の練習はもっとハードだろう。
俊太：それでも7時半ごろには終わる。8時には学校を出ます。家に着くのは9時過ぎかな。風呂入って飯食って、寝るのは10時半か11時ごろ。
井原：そりゃ睡眠時間短いな。*8 授業中眠くてしかたないだろう。
俊太：ずっと寝てます。
井原：睡眠時間は実質6時間ちょっとだろう。
俊太：もうちょっと寝ていると思いますよ。布団に入ったらすぐ寝るし、授業中でも寝ているから。
井原：土日は？
俊太：試合ですね。公式の試合だけじゃなくて、練習試合がほとんど入っています。僕はレギュラー組で試合に出ることもあるし、2軍の試合に出ることもある。
井原：レギュラーなの？
俊太：1軍の控えですが、5月ごろから正選手の先輩より出番多いかも。
井原：すごいね。期待されてるんだ。ポジションは？
俊太：中学のときはピッチャーとショートやってました。今はセカンドですね。
井原：へーえ。あの学校でかいのばっかりだろ。

＊8　この程度の睡眠時間は、高校生では特段珍しくないと思ってはいけない。俊太さんの場合、毎日、激しいスポーツをしており、肉体疲労が著しい。その点を考慮にいれておきたい。

俊太：みんなでかいです。僕は一番小さいぐらい。
井原：がんばるなあ。練習は基礎トレーニングとボール握るのどっちが多いの？
俊太：半々ですね。普通1年生は基礎トレーニング中心なんですけど、僕は試合にも出るので……。
井原：両方ガンガンやらされるわけだ。くたくただね。
俊太：でも試合のほうが練習よりずっと楽です。
井原：通学も大変だろう、君の場合。ほかの部員は？
俊太：ほとんど寮生です。県外生も多いですから。僕の場合、通える範囲だと思っていたんです。甘かったです。
井原：寮生は寮で普段何してんだろう。
俊太：死んだように寝ているらしいです。食う、寝る、練習。それ以外何もしない。する気力もわかない。[*9]
井原：君の場合、それに加えて通学があるんだろう。往復2時間だ。君が電車に乗っている間、他の部員は眠っているんだ。君は5時半に起きる。他の部員はおそらく7時ごろまで寝ているだろう。
俊太：まあ、そうですよね。一応6時50分起床らしいですけど。

＊9　遊びたい盛りで、誘惑も多いはずの高校生時代に、修道院生活のような禁欲的な毎日を送るのが、運動部員たちの日常である。対人関係の経験の多様性にやや乏しいのが、精神科医としては気になる。

井原：君は朝の気分はどうだ？

俊太：だるいです。それで今日ここに来たんです。からだが重くて、歩くのもやっと。

井原：うちに来る前にどこか病院には？

俊太：学校の校医をしている先生に先週診察してもらいました。血の検査して、何ともないって言われました。

井原：採血して何か出るようなことはないだろうね。しかし、原因ははっきりしている。睡眠不足による過労だ。じゃあ、どうするか。その点は駒崎部長とも相談するよ。まず、ちょっと部長からも話を伺っておきたい。君はちょっと外の椅子にかけて待っていてほしい。すぐまた呼ぶからね。

練習量のわりに睡眠が足りない

駒崎：どうでしたか？

井原：うつ病とか何とかの深刻な事態というわけではないです。ノートに絶望的なことを書いていたらしいけど、今日はそんなことは言いませんでした。[*10] あえて

＊10　アスリートたちは、メンタル・トレーニングの一環として練習ノートをつけている。そこには心理状態の記述もあり、読む側にアスリート心理についての多くの知識を与えてくれる。臨床家にとっても得るところ大である。

尋ねなかったせいもありますが、少なくとも、いきなり自殺したりってなことをするような状態じゃありません。現状をある程度冷静に見られています。ただ、身体の疲労がはなはだしいです。

駒崎：練習量が多すぎますか？

井原：いや。練習量は他の部員と同じですよね。彼の場合、原因は練習量の多さよりも、休息の少なさでしょう。疲労は、簡単に言えば、負荷マイナス休息です。だから負荷が休息を上回れば、当然疲労がたまっていく。彼の場合、他の部員と比べれば休息が少ない。もっとはっきり言えば、睡眠時間が少ないんです。それが原因でしょう。彼自身言ってましたけど、今の春日部学院の練習は、量的にはきつくないって。彼はもともと少年時代から激しい練習をしていたんでしょうね。彼なりに考えてこなせるはずなのにという思いは強いようです。原因は、負荷が重いのではなく、休息が少ないからです[*11]。

駒崎：新人の体力テストで、彼はすべての指標でトップ・クラスでした。4月にやったんですが、あいつは、小柄だけどすごい瞬発力で、守ってる姿なんてサルが飛び跳ねてるみたいでした。だから、まさかこんなに早くばてるなんて思っていませんでした。

＊11　この選手のスランプの原因は、本人のアスリートとしての資質にではなく、体調管理の方法にあるということを指摘したい。精神科医が関わったことで、彼が主力を外されることになってはかわいそうである。

井原：彼自身のポテンシャルが思ったより低かったというわけではありません。原因は、寝不足です。激しいトレーニングを課せられているけれど、そのわりに睡眠時間が少ない。体力が回復しないうちに次の日が始まってさらに消耗する。今日の結論は簡単です。診断書を書いて、少し休ませます。なに、1週間も休めば元気になります。からだが疲れていて考え方も消極的になっているだけです。[*12]ただ、復帰してから、コンディショニングについて考えていただかないといけないですね。メンタル、フィジカル両面に関してです。しかし、その前にちょっといろいろ伺いたいです。今日、ご両親ご不在なのは？

高校野球特待生問題

駒崎：深い理由はありません。お父さんはこのあいだまで失業中で、最近働きに出たばかりで休めなかったんです。母もパート。お母さんはベトナム難民でまだ親戚に送金しています。生活はそんなに楽ではない。ただ息子の教育に不熱心ではないと思います。私もご両親とは何度も会っています。まじめなご両親です。

＊12　こころを扱う専門職のなかで精神科医は唯一の医師であり、「からだに原因があってこころにそれが出ている」可能性をつねに念頭に置いている。からだを診ない「こころのケアのみ」では、精神科医とはいえない。

井原：彼は有望選手なんでしょ。授業料なんてただにしてあげてくださいよ、アッハッハ。

駒崎：とんでもないですよ、先生。平成19年に野球憲章違反ってことで特待生がだめってことになりました。この件は、かなり騒がれたので先生もご記憶でしょう。(注7)

井原：あった、あった。そんなことがありましたね。高野連が「勉強できて特待生ってのはいいが、野球できて特待生ってのはダメ」ってなこと言った。おじさんたちが、純真な高校球児の夢を壊したってやつね。

駒崎：高野連はおっかない組織です。私ら、いつもぺこぺこしてます。

井原：しかし、例の「高校生らしい」ってのがクセモノでねえ。坊主刈りだと「高校生らしいさわやかさ」、長髪だと「高校生らしくない」、野球しない高校生がファッションでスキンヘッドにしたら「高校生らしくない」。走り抜ければセーフになる内野安打を、わざわざヘッドスライディングしてアウトになって、悔しがって見せれば「高校生らしい」[*13]。

駒崎：先生、勘弁してください。とにかくあの人たちに逆らったって無駄です。

井原：ただ青鹿さんの場合、お父さんの失業してたところに私立高校入学ですか？

＊13　日本では驚くなかれプロ野球選手でもやっている。走り抜けたほうが速いなど、小学生でもわかる。内野安打で打率を稼ぐマリナーズのイチローは、絶対こんな愚行は犯さない。

大丈夫かな。高校生活続けられるのかなあ。

駒崎：今、彼は奨学生として奨学金をもらっています。昔なら当然彼は特待生です。彼は責任感も強くて、家ではお母さんの家事の手伝いもかなりやっているようです。根性もあるし、何とかうちの高校で育ててやりたいです。

野球部員の健康管理

井原：部員の健康管理は、おたくどうなっているんですか。

駒崎：寮生はきちんとしています。寮生は、それこそ寝る時間、起きる時間から、栄養管理までがっちり管理しています。青鹿のような通学生は、ちょっと目が届いていないですね。

井原：私はアスリートのうつ状態をたくさん診てきたけれど、一番の原因はオーバートレーニングですよ。[*14] 過酷なトレーニングが必要ならそれはそれでかまわないけれど、トレーニングの過酷さに見合うだけの休養はとらないといけない。

駒崎：しばらく休部させましょうか。

井原：長く休ませる必要はありません。ただ、彼、ちょっと今メンタル的にも弱っ

＊14　アスリートのメンタルヘルスに関して言えば、オーバートレーニングは現役時代の問題だが、より深刻なのは引退後である。引退しても人生は続く。指導者は、セカンド・キャリアのことも真剣に考えてあげてほしい。

ている感じなので、１週間でもいいから休ませてみましょうね。[*15]

駒崎：うつ病ですか？

井原：うつといえばうつかな。でもうつ病とまではいえない。軽いうつ状態。彼と話したとき淡々と礼儀正しく話してくれました。ただね、アスリートにしては動作が遅い。語調が重くて、言葉の出だしが遅い。抑揚も乏しい。ただの口下手ではない。疲労困憊《ひろうこんぱい》している人が無理してしゃべっている感じです。この重々しさはうつ状態ゆえのノリの悪さで、何をやるにも覇気がなくなった状態です。実際、彼の一日を尋ねてみたら、睡眠時間の絶対量が不足している。その上、週７日間のメリハリがない。ウィークデイはずっと練習だし、土日も試合でしょ。[*16]

駒崎：１年生には酷でしたかね。

井原：プロ野球選手だって移動日は休日です。練習はありませんよ。移動自体は体力使いませんから、この日にかなりの程度身体は休養になっているんです。それを考えれば、俊太さんには休養日がない。身体が疲労から回復する暇がないんです。

駒崎：はあ。

＊15　この若者には3日でも十分だったかもしれない。一般に精神科医は、長く休ませすぎる。休みが長くなればなるほど、カムバックさせる際に高度な方法論が必要となる。

＊16　活動と休息が規則的な正弦曲線を描いていくことが健康の証拠。身体科医師たちが入院患者の水分摂取量と尿量を管理するように、精神科医は疲労と睡眠を管理し、7日で収支バランスを合わせることをめざす。

井原：寮生はたくさん眠れていいですよね。

駒崎：いや、うちは文武両道ですから、寮では勉強です。寮では8時から10時までは半ば強制的に勉強させています。12時が消灯ですから、その気になれば毎日4時間は勉強できます。

井原：本当にそんなにできるものですか。

駒崎：まあ、寝ているやつも多いですね。

井原：睡眠時間には個人差がある。ただ、一般的に高校生は7時間から8時間は必要でしょう。特に春日部学院の野球部員のように負荷がかかっている身体には、8時間近い睡眠が必要だと思う。[*17] 普通の勉強だけしている生徒とは違いますから。俊太さんの場合、携帯電話のバッテリーにたとえれば、寝るとき完全放電、残量なしの状態です。そこから睡眠時間にどれだけ充電するかですよね。完全に充電しきらないで朝が来てしまっている。そこに翌日また過酷な負荷がかかる。またしても放電して残量ゼロ。それでもまだ練習。これではだめですよ。厳しいトレーニングを課すならば、せめてバッテリー100％になるまでは眠らせてあげないと。

駒崎：具体的にはどうしましょうか？

＊17　必須睡眠時間は、私見では、小学校低学年、高学年、中学生、高校生の順にそれぞれ10、9、8、7時間としている。体育会系生徒にはそこに1時間を加算する。が、あくまで目安である。当然個人差がある。

井原：俊太さんを含めて話し合いましょう。まあ、私からの提案としては、7日間はインフルエンザにかかったと思って休んでいただきましょう。診断書を書きます。そして、その後は、朝練だけは免除、午後の練習のみにするとか、監督含めて皆さんで話し合ってください。では、彼を呼びますね。「あおしかしゅんたさん、診察室にお入りください」

練習はドクターストップ

井原：俊太さん、今、部長と話し合ったのだけれど、今の君は疲労の蓄積がはなはだしい。ドクターストップをかけざるを得ない。これから診断書を書きます。「診断書。青鹿俊太殿。診断、心身疲弊状態。上記につき通院加療の必要を認める。向こう7日間は部活は控えるべきであると判断される」、こんな感じで書きました。*18 ちょっと見て。これを持ち帰って、部長、監督と、あと親御さんも含めて、話し合いをもっていただきたいんです。そして、この1週間が終わったあと、どういうふうに復帰させるかを皆さんで考えていただきたいんです。

俊太：今は、夏の大会がある。休めない。

---

*18 診断書は書きっぱなしではいけない。診断書を書いて部活を休ませる場合、休み中の過ごし方を細かく指導するのは、医師の責任である。就床、起床、日中の過ごし方、など。この生徒の場合、学業は続けさせる。

駒崎：心配するな。まだチャンスはある。

井原：それに今は身体のコンディションがよくないから、守ってもエラーするぞ。打ってもバットに当たらないと思う。休みを取ることは必要だ。休めば野球の調子もあがってくるから。

駒崎：夏の予選でベンチ入りさせようと思っていたんですが……。

井原：1年でベンチ入りか。すごいね。でも、その目標、諦めなくてもいいですよ。まあ、7日間完全に休ませてみてください。俊太さんのことだから、またもりもりエネルギーが戻ってくると思いますよ。俊太さん、いいかい。今日は木曜だから、明日の金曜日はまったく野球部の部室にも行かないこと。土日は、試合は休み。自宅で休む。月曜は練習休み。学校終わったらまっすぐ帰る。火曜日は午後の練習の見学だけやってごらん。そして、水曜日は、練習の手伝い。そして、駒崎先生、月、火、水のいずれかで監督含めて彼の復帰の仕方について話し合いをもってください。[*19]

駒崎：わかりました。監督とも相談します。

＊19　本来は、積極思考のできるアスリートであり、長すぎる休養は必要ない。そして、休んでいる間もその後半には少しずつ気持ちを競技のほうに向けていく。身体は休ませつつも、精神的には徐々に意欲を高めていく。

いわゆる「超回復」について

井原：俊太さん、いいか。復帰してからも同じ生活ではまたダウンするよ。

俊太：はい。

駒崎：まずは、「朝練免除」としようかな。そもそも朝は全体練習じゃないんです。自主練習なので、希望者だけです。寮生は皆出てますけど、通学生で毎日出てるのは青鹿ぐらいのものです。

俊太：朝練出ないと先輩たちに申し訳ない。朝練出ないでベンチ入りするわけにはいかない。[*20] ベンチには入りたい。朝練には出たいっすよ。

駒崎：何を言っているんだ。お前にはまたチャンスがある。夏は諦めろ。

井原：まあまあ部長さん。さっきもいったけど、この1週間はインフルエンザだと思ってください。そのあと復帰して調子が戻れば夏の大会を経験させることは悪くないでしょ。彼の夢を全部諦めなくちゃいけないとは思いません。

駒崎：はあ。

井原：ただ、睡眠時間の確保は絶対必要です。だから、栗橋から通う限り「朝練不可」はしかたないと思いますね。

＊20　このあたりに、この高校の野球部の価値観が表れている。俊太さんは下級生なので、その価値観に適応していこうとしている。

＊21　休むことで他

俊太：そうもいかないと思いますけど……。

井原：必要なら「朝練不可」って書いた診断書を書きます。監督だって部長だって、他の部員に説明するときに、「青鹿については、『朝練不可』の診断書が出されている。ドクターストップだ。しかたない」って説明してあげてください。もちろん、「朝練出ないやつが試合に出てるんじゃ、まじめに朝練やってる俺たち、やってらんねえ」って意見が出る可能性もありますね。それは部室の雰囲気次第でしょう。[*21] いずれにせよ、中長期的には、栗橋から通うんじゃなくて、寮に入るほうがいいかもしれないね。

駒崎：その辺はたしかにこれから考えてみます。

井原：それと体調管理は野球強くなるために必要なんですよ。春日部学院も甲子園に出るつもりなら、体調管理は練習のうち、眠るのも練習のうちと考えていただけませんか。私は、スポーツ科学は専門じゃないですけど、一医師の立場からみても、今の彼の状態はピンときます。強いチームを作ろうと思ったら、くたびれ果てて戦意喪失した選手たちではだめでしょう。[*22] 100メートル・ダッシュとか10キロ走とか筋トレとか、一見野球と関係ないこともやる。なぜか。それは基礎体力を作るためです。でもね、練習中は体力は消耗していくだけ。

の部員との関係が悪くならないよう注意する。部室の空気がどうであるかは、次回の診察においてもそれとなく尋ねる。診断書がどのように受け取られたかも知っておきたい。

＊22　精神科医がスポーツ科学から学ぶべきことは多い。心理的コンディショニング、イメージ・トレーニング、メンタル・リハーサル、パフォーマンス・ルーチンなどのスポーツ心理学のトピックのほとんどは、精神科臨床にとって明日からでも役に立つ。

炭水化物は消費されるし、筋肉は破壊される。練習のあと、栄養をとって、長い睡眠をとれば、そのあいだに少しずつ筋肉にグリコーゲンが蓄えられていく。筋線維は回復していく。そして、破壊される前よりも大きくなる。これが俗に「超回復」といわれるやつですが、要するに体力は睡眠中についてくるんです。[*23、24] 「果報は寝て待て」ではないけれど、体力も寝て待つことが必要だと思います。お相撲さんを見ればわかりますよ。激しい稽古もするけど、それ以上にものすごいカロリーをとって、とてつもなく長い時間眠ってます。昼寝を含めて、9時間から10時間眠っていますよ。だからあんな身体になる。練習量の多さに比例して、睡眠時間もカロリーも多くしていくほうがいい。そうすれば、体力はついてくると思うんです。

駒崎：確かに。まあ、練習計画とかはうちはかなり科学的にやっているつもりなんです。体育会系の根性主義は、もう卒業したつもりだったんですけどね。

井原：猛練習も根性も気合も必要なことだと思います。それがなければ甲子園なんて行けません。根性や気合がだめだなんていうつもりはありません。ただ、根性も気合も、それを支えるフィジカルなものがないとね。根性出せるフィジカルを作るためには、睡眠が絶対必要なんです。[*25]

＊23 超回復は、カーボ・ローディングと呼ばれる調整法に通じる。スポーツの大会前などにトレーニング量を落とし、休息させることで、筋線維の回復を促すとともに、体内のグリコーゲン蓄積を図ろうというもの。

＊24 試合前、練習量を落とすことで体内グリコーゲン貯蔵を図るアスリート同様に、ビジネスマンの場合、仕事の負荷リズムを意識し、負荷のかかる日の前日に少しペースを落とす日を作るといい。

駒崎：ははあっ、感服いたしました。是非一度うちの部員の前でその話をしてください。

井原：アッハッハ。まあ、それは身に余る光栄だな。謹んでご辞退させていただきますよ。それじゃ俊太さん、来週の木曜日に予約を入れます。このとき、監督を含めてどう話し合ったか教えてください。診断書は、受付の者がお渡しいたします。どうぞ、あちらでお待ちください。じゃあ、俊太さん、甲子園を目指してがんばれ。ただこの1週間は、そのための大事な充電期間だ。いいね。

俊太：はい。わかりました。ありがとうございました。

***25**　根性主義の問題は、それがフィジカル面の疲労を考慮に入れていない点にある。しかし、フィジカルさえ回復させれば、あとは、人間の闘争本能に働きかけていくことは必要である。最後に必要なのは根性と気合である。

診療録

Assessment & Plan

青鹿俊太　殿

精神科臨床の鉄則の一つに、「フィジカルな問題をけっしてメンタルな問題として扱わないこと」がある。

体育会系生徒たちは練習ノートをつけているが、そこは多感な若者のことであり、文章にどうしても思春期心性が反映されてくる。自己嫌悪もあれば、劣等感もある。対人葛藤もあれば、過去の外傷記憶も垣間見えるかもしれない。

しかし、それらの多くは、本来、健康な若者でも抱きうる自然な感情である。夜間、一人で孤独な時間にノートに向き合うとき、それらの感情は、心身の疲弊によって誇張されて表現されてくるであろう。

疲労は、睡眠の絶対量の不足や、概日リズムの乱れのような、純然たるフィジカルな原因による場合がほとんどである。その場合、そちらを是正すれば、メンタルな問題など雲散霧消する。本来、健康優良児そのもののような運動部員たちを、無理やり心理学化して、患者に仕立て上げてはならない。

青鹿さんの抑うつは、何ら精神医学的問題ではない。単純な肉体疲労である。フィジカルにくたびれ果てた結果、思考が悲観的になったにすぎない。フィジカル面が回復すれば、この程度の抑うつは、あえて治療しようとしなくても、あとから勝手に治ってしまう。

この患者の通院は、おそらく次回で終了となろう。次回だって、場合によっては本人は来院せず、部長が報告に来るだけかもしれない。無事部活に復帰したか、あるいは、部内で「青鹿は、『朝連不可』はしかたない」と言ったコンセンサスができあがったか、あるいは、自宅通学を諦めて、寮に入ることになりそうかなど、気になることはいくつもある。しかし、それらは、おそらくは治療者の知らぬ間に決まっていくであろう。

本人は、何度も通う意義を感じないだろう。それでいいのである。こちらとしても、「去る者は追わず」である。

症例3

名門校の女子生徒
中学3年で妊娠して直ちに退学

あらあら、先生はお若いわねえ

谷古宇奈央《やこうなお》さんは、15歳の女子中学生。川口市内の公立中学の3年生。アンケート用紙には、「この夏に転校したばかりで、学校になじめない」とあった。

井原：(待合室へのマイクでの呼び出し)「やこうなおさん、やこうなおさん、1番診察室にお入りください」

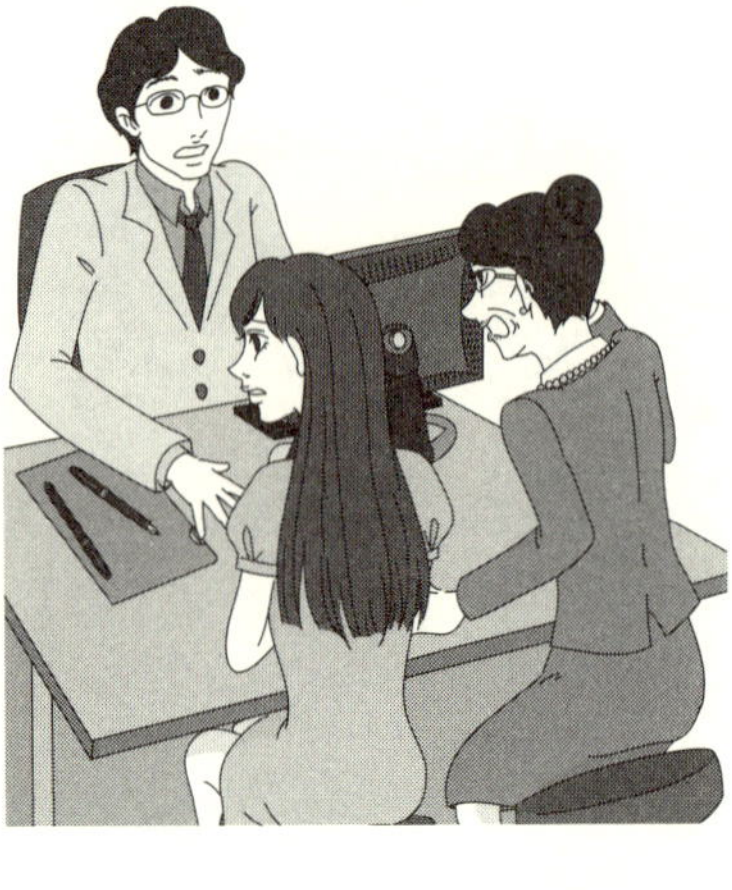

上品な身なりの長身のお母様と一緒に来院。ご本人は、お母様よりさらに長身で、170センチはゆうにある美しい女性。髪も長く、とても中学生とは思えない大人びた雰囲気である。しかし、診察は少々緊張した雰囲気で始まった。

母親：おはようございます。谷古宇奈央の母でございます。あらあら、先生はお若いわね。私ども、井原教授の診察を受けたくて参りましたのよ。教授のご名望を伺って、わざわざ獨協まで参りましたの。あなたは、研修医、助手さん、それとも……[*1]。

井原：わ、わたくしが井原でございます。若造で申し訳ございません。いや、その……若そうに見えるだけで、実際は結構な年なんでございますが……。ま、ま、とにかくどうぞおかけください。お二人とも、どうぞそちらの椅子のほうに……。

母親：あら、先生が井原教授なの？　随分伺っていたお話と違うわねえ。京王医大の蓮見教授からお話は伺っておりましたのよ。もっと年配の白髪の立派な方かと思ったわ。大丈夫かしら。

＊1　精神科教授は、皆、こういう経験をしている。困ったことに、肩書きだけ見て過大評価する人はいる。

井原：すみません。貫禄がなくて……。多分、蓮見教授のおっしゃっていた井原はわたくしのことだと思います。獨協に井原という医師はわたくしだけですから。

母親：オッホッホ。県内で中学生、高校生を一番たくさん診ているベテランだと伺っていたわ。人は見かけによらないわねえ。ああら、失礼いたしました。ごめんなさい。

井原：いえいえ、すべてはわたくしの不徳のいたすところで……。

母親：先生のことは、少しお調べさせていただいたわ。東北大学をご卒業になっていらっしゃるのね。まっ、東大や京王じゃないのが残念ね。それにケンブリッジにご留学あそばしたとのこと。私の甥《おい》は、オックスフォードのマートン・コレッジ[*2]に留学しておりましたのよ。歴史学を専攻しておりましたわ。そうそう、ちょうど甥が留学する5年ほど前に徳仁親王もマートンにいらっしゃったわ。皇太子は、まあ甥のご学兄ってところかしらね。あなたは、ケンブリッジはどちら？　キングス、それともセント・ジョーンズ？

井原：お詳しいですね。わたくしはロビンソンです。

母親：ロビンソン？　聞いたことないわねえ。

井原：新しいコレッジなんです。(注8)

＊2　College は、米語発音では「カレッジ」だが、イギリスでは「コレッジ」と発音される。オックスフォードやケンブリッジへの留学経験者は、しきりと「コレッジ」「コレッジ」と発音したがる。

医学界の権威のご推薦だからここに来たのよ

井原：でも、まあそんな話はやめませんか？　当院の外来は患者様も多数お見えになります。まだお待ちになっている方もいらっしゃいます。時間は無限ではございません。先を急がせていただいてもようございますか？

母親：あら、蓮見先生のご高配を賜っていたのだから、少しお時間をとっていただけると思っていたのに……。

井原：申し訳ありません。ご期待に添える自信はございません。わたくしどもはすべての患者様に公平にご奉仕させていただく義務がございます。その点は、どうぞご理解くださいますようお願いいたします。

母親：ちょっと待って。何を言っているの、何を！[*3]　あなたねえ、どっこの無名の医者だか知らないけど、医学界の権威の蓮見教授のお顔に泥を塗るつもりなの？　私たちは蓮見教授のご推薦だからここに来たのよ。普通の患者とは違うのよ。無礼なまねは許しませんよ。蓮見教授には直ちに獨協の学長に電話させます。

＊3　直前の説明をもう少し穏やかに行っておれば、これほど過激なリアクションはなかったかもしれない。ただ、この婦人は、一度は恫喝して支配・服従関係を明確にしたいほうなので、好機をうかがっていたのであろう。

井原：まあ、申し訳ございません。[*4] 蓮見先生にも電話でお伝えいたしました。蓮見教授はご高名な方だから、都内のセレブリティの患者様を多数ご覧になっていらっしゃる。その縁で、わたくしのところにも資産家のご子息やご令嬢がお越しになります。ただ、当院は、セレブの方専用の病院ではないのです。基本的には、地域の一般の皆様のための病院です。

母親：だから何度も言ったでしょ。私たちは、そんなこともあるだろうと思ってわざわざ事前に蓮見教授にお願いして、先生に紹介状を書いていただいたのよ。おたくの病院がただの平凡な病院だなんて言われなくてもわかっているわよ。見ればわかりますよ。まったくみすぼらしい！

井原：みすぼらしいかもしれませんが、多くの患者様にご利用いただいている病院です。当院は、それこそ生活保護を受けている人もお越しになるんです。セレブの方も、生活保護の方も同じ診察室で同じ診療をさせていただく。セレブの方のための特別外来をご用意させていただいているわけではございません。恐れ入りますが、その点は、当院の事情をご考慮くださいますようお願い申し上げます。[*5]

母親：いいかげんにしなさい。あなた、私に喧嘩を売ってるつもりなの！　生活保

＊4　このあたりでは、こちらとしてはまだ「下手にでて、なだめに回ろう」と思っている。しばらくは、防戦一方で、ガードを固めて、相手の出方をみてやろうという心づもりである。

＊5　このあたりも、まだまだこちらとしては専守防衛である。相手方もそろそろ落ち着いてくれても不思議はないのだが、このご婦人は刀を振り上げすぎて、簡単に鞘に返せなくなっている。

護と同じはないでしょう。いくらなんでもひどい言い方ねえ。ふざけるのもほどほどにしなさい。私たちを何だと思っているの？　川口の谷古宇よ。谷古宇開発の谷古宇よ。あなた、知らないわけではないでしょう。

奈央：お母様。もう、おやめになって。

母親：あんたは黙ってなさい！

井原：まあまあ。わたくしもこの土地にはよそ者ですので、あまり事情に通じているわけではございません。その辺は、患者さんや皆さんにいろいろ教えていただかなければならない点もある。不行き届きなところがあって申し訳ありません。

院長を出しなさい、院長を！

母親：いまさら、何を謝っているのよ、何を！　しらじらしいにもほどがあるわ。私たちを何だと思っているのよ！　もう、許せない！　（携帯電話をかけながら）ええっと、小森谷法律事務所は……、まったく、これだから三流大学はだめよ。[*6] 私たちは普段は京王医大病院がかかりつけよ。この子は、生まれは郁愛

＊6　そろそろ万策尽きるだろうと思っていたところで、突然携帯電話で弁護士呼び出しである。これは明らかなルール違反なので、当方としては反撃に転じる絶好の機会となる。こっちもそろそろ臨戦態勢に入ってきた。

病院よ。京王の系列の。産婦人科の越塚教授もお見えの病院だわ。私ども、獨協の病院なんて来たくなかったの。[*7] やっぱりお医者さんは、東大出か京王出でないとねえ……。谷古宇家の者をあまりに程度の低い医者にみせるわけにはいきませんからね……。「ああ、もしもし。小森谷法律事務所ですか。小森谷先生、いらっしゃる。私、川口の谷古宇です。……だから、川口の谷古宇と言えばわかるわよ。さっさと小森谷先生につなぎなさい。……えっ、ご不在？　あぁん、もう、イライラする。わかったわ。事務所に戻ったら、すぐに谷古宇まで電話するよう言ってちょうだい。いいわね？」。今、顧問弁護士にも電話しましたわ。先生、あんまり失礼なことをなさるようなら、ただではすみませんよ。これは、ドクター・ハラスメントでしょ。こっちは蓮見先生の紹介状までもって、礼節を尽くしたのよ。それが、いきなり「ご期待に添えない」はないでしょう。

井原：申し訳ありませんが、過大なご期待はお控えください。いきなり弁護士も悪くないけれど、当院には「患者様相談窓口」というのをご用意しておりますので、診療内容等のご意見はそちらにどうぞ。それと申し訳ありませんが、院内では携帯電話のご使用はお控えください。医療機器に影響を及ぼすおそれがご

＊7　獨協については、お母様に誤解がある。医大こそ1973年設立で新しいが、学園自体は古い名門であり、1881年の獨逸学協会にさかのぼる。1883年に西周を初代校長として、獨逸学協会学校が設立された。それが学園の母体である。

ざいますので……。[*8]

母親：もうっ、いったい、あんた、何様のつもり！　携帯電話をどう使おうと私の勝手でしょう。「相談窓口」に怒鳴り込んでやるわよ！

井原：いいえ、勝手ではございません。わたくしどもは、「患者様を中心とした医療」のために、患者様の安全を第一に考えております。その際に携帯電話は、医療機器に影響を及ぼす恐れがありますので、医療安全上の問題としてとらえております。どうかご使用をお控えください。

母親：あんた、いったい誰なのよ。院長なの？　学長なの？　そんな立派な人？　ただの下っ端の医者でしょ。いったいぜんたいなんの権利があって、そんないっぱしの口をきくのよ。あんたなんかと話しててもらちがあかないわ。おい、こら、院長を出しなさい、院長を。[*9]　あんたなんかと話してもどうしようもない。院長にすぐ来るように言いなさい！

日ごろから厳しく警察署に指導していただいています

井原：少し声を落としてください。これでは待合室にまで聞こえてしまいます。わ

＊8　さて、戦闘開始だ。まずは、院内規約を杓子定規に提示する。エキサイトしている人は、規則を盾に正論で来られると間違いなく逆上する。そして、その拍子にかならず失言する。失言をとらえて切り込んでいく。

＊9　「院長を出せー!」。ついに出た！　そろそろ出るかと思っていたのだ。いったい私は、何度この言葉を聞かされただろう。何度も聞かされているだけに、対応も慣れている。いつものセリフを静かに告げるだけである。

たくしは、当院の医療安全管理室の副室長という立場でございます。病院全体の安全に関して、一定の責任を担うよう病院長から命ぜられております。今日の谷古宇様のご要望についても、わたくしから病院長に報告いたしますから、さらにご意見がおありでしたら、どうぞわたくしにおっしゃってください。

母親：ああん、もう、まったく……。[*10]

井原：ただ、お願いですから少し声を小さくしてください。これではほかの患者様がおびえてしまいます。外来受付のところに、「患者様およびご家族の皆様へ」というポスターが掲示してあったでしょう。そこに記したとおり、他の患者様の安全な医療の妨げとなるようなことをなさる場合は、退去していただくこともございます。

母親：退去って、出てけってこと。

井原：わたくしどもは、とにかく患者様の安全を第一に考えさせていただいております。それは、病院長以下当院一同の基本的な姿勢であるとともに、越谷保健所や越谷警察署に日ごろから厳しく指導していただいているところでもございます。[*11] 院内で安全管理上の重大な事態が発生した時には、わたくしが警察署や保健所に電話することもございます。どうぞ当院の方針にご理解をお願いした

＊10　「病院長から命ぜられている」「病院長に報告する」、これだけで相手は意気阻喪である。相手も、そろそろ「向こうはプロだ」と思い始めている。

＊11　「保健所や警察署に日ごろからご指導いただいている」、これは、苦情処理を担当しているすべての病院関係諸氏にはぜひとも覚えていただきたいセリフである。実際、保健所や警察とのパイプはもっておくこと。

く存じます。どうかご協力のほどをお願い申し上げます。
母親：……。
井原：それとも、本日の診察は中止いたしましょうか？　わたくしどもの病院は、どうやら谷古宇様にご想像いただいているような病院ではなさそうですね。わたくしも、谷古宇様のご期待に応えられるほどの大した医者じゃございません。
母親：わかったわよ。私は黙ってりゃいいんでしょ、黙ってりゃ。ここまで来たんだから診察は受けますよ。
井原：とにかく時間は限られております。先に進ませていただいてようございますか？　お嬢様のために、時間を有効に使いましょう。[*12] さて、谷古宇奈央さん、今日はいかがいたしましたか？
奈央：……紙に書いたとおりです。学校になじめないので、それで母が行こうと言って……。
井原：ほうっ。今日の受診は、奈央さんご自身の希望というより、お母様のお勧めですね。
奈央：えっ、私も一応来ようと思って来ました。最初、京王医大に連れていかれて、それでここを紹介されて……。

***12**　お母様はどうであれ、本日の主役は奈央さんご自身である。診察は続けなければならない。戦闘モードから通常モードに、こちらの心理も切り替えていく。

母親：まだ奈央は中学生ですよ。自分から希望するわけないでしょ。
井原：ごもっとも。ただ、中学生は、ちっちゃなお子さんではないですし、今日の診察の主役は何と言っても奈央さんです。まずは、奈央さんからお話を伺ってみたいと思うのですが、いかがでしょう。奈央さん、いいですか？
奈央：はい、わかりました。
井原：では、お母様、恐れ入りますが少しお待ちいただけますでしょうか？　その扉の向こうの椅子にかけてお待ちください。
母親：わかりましたよ。私はひっこんでますから。
井原：いいえ、そう意味ではなく……。またすぐお呼びしてお話を伺いますから。

問題起こして名門校を退学に

奈央：すみませんでした。でも、先生は、母のあの剣幕によく耐えられますねえ。[*13]
井原：まあ、いろいろな患者さんと接してきていますから。
奈央：ほとんどのお医者さんはあれでネをあげてしまうんです。ほとんど言いなりです。普通の町のお医者さんなんて、母にあごで使われてますよ。

＊13　母親と医者の激しいバトルをみても平然としている。おそらく奈央さんにとって、こんなことは日常茶飯事なのであろう。

井原：何をおっしゃるんです？　医者なんて大した仕事じゃありません。わたくしなんて、いつも普通の町の患者さんにあごで使われていますから、慣れっこですよ。

奈央：本当にすみません。

井原：今日は、あなた自身が希望していないのに受診することになってしまいましたね。ちょっと申し訳ないですね。でも、お母様が心配なさるので……。

奈央：別にいいです。

井原：新しい学校になじめないということ？　転校したのはいつですか？[*14]

奈央：やめたのは7月です。それまで埼生館中学にいたんですが……。

井原：あれっ、埼生館って男子の高校ではなかったですか？

奈央：もともとはそうです。でも5年前に中学も開校して、そのときに女子部もできたんです。でも、共学ではなくて、男女、別々の校舎なんです。

井原：へえっ。そんな学校もあるんだ。

奈央：そこで、私、ちょっと問題起こしちゃって、それで退学させられちゃったんです。

井原：何っ。そりゃ大変だ。あなたは問題起こしそうな生徒には見えないですねえ。

＊14　母親がわざわざ有名教授を介して患者を連れてきたこと、それにあの激しい主張である。ただの不適応ではない。何かある。しかし、母親を刺激してもしかたないので、まずは本人から慎重に事情を伺うこととする。

突っ張ってる感じじゃあ全然ないのに、いったいどうしたんですか？

奈央：ちょっと……。言いたくありません。

井原：ごめん、ごめん。聴きすぎちゃったみたいですね。[*15] 失礼、失礼。ここは話したいことだけ話せばいいから。話したくないことはいいですよ、話さなくて。でも、まあ、埼生館時代は過去のことですよね。これから新しい学校でまた再出発でしょう。

奈央：先生が悪いのじゃないの。私にとってもひどいトラウマだったんです。

井原：新しい中学は、どう？

奈央：9月から行ってます。でも友達もできない。一人ぼっち。

井原：そうですねえ。中3の2学期じゃ、いきなりなじめっていっても難しいでしょうね。部活ももう終わっているしね。勉強のほうはどうですか？　高校受験も近づいていますよね。

奈央：こんな時期の転校だから、もうろくな高校には行けませんね。

井原：勉強の進み具合はどうです？

奈央：埼生館は進んでいて、数学と英語はもう高校の勉強していましたから、それと比べれば公立は楽です。

＊15　トラウマ的なことは、初診時にはふれないほうが無難である。特に、本人が躊躇しているときは、けっして踏み込んではならない。こちらとしては一般論を語るだけで十分である。

井原：成績は？

奈央：今の中学ならできるほうに入ると思う。全然、授業わかってない子とかもいる。

井原：公立はそんなものですよ。中学の雰囲気はどうです？

奈央：全然違う。とにかく荒れてます。男子とか突っ張ってる子も多いです。でも、何か幼い感じがします。埼生館のときは、高校と同じキャンパスだったから、先輩とかとも知り合うし、話してた内容も服の話とか、バッグの話とか……。そんなこと話す子、今の学校には全然いないです。[*16]

井原：埼生館のほうが特別なんじゃないかな。いいところの子弟が多いから、中学生でもリッチな会話が多いかもしれませんね。でも、公立には公立のよさがあると思いますよ。

奈央：そうですね。

思い出したくないことがたくさん

井原：別に不登校になっちゃっているわけじゃないんでしょう。

---

*16　本人は、学校文化の違いに戸惑いつつも、わけあって転校してきたという事情もあって、しばらくはおとなしくして、様子をうかがおうとしているようである。

奈央：ええ。ちゃんと行ってます。でも……。
井原：ちょっと違和感もあるかなあ？
奈央：ちょっとじゃなく、かなり。でもしかたない。
井原：今日、ここにお越しの理由がわたくしにはいまひとつわからないなあ。学校の違和感が本当の理由ですか？
奈央：それもある。でもとにかくトラウマがあって……。つらくて思い出したくないことがたくさんです。
井原：……そうですか。
奈央：……。
井原：まあ、一般論ですが、15歳のときは、いろいろな経験をしていただく必要がある。[*17] つらいことも、楽しいことも、頭にくることも、うれしいことも、そういった出来事の一つ一つが奈央さんが大人になっていくうえで大事なことなんですよ。
奈央：……。
井原：でも本当のところまだこころの整理はついていないのですね。
奈央：……。

＊17　詳しい事情がわからなくても、思春期の挫折の一般的なパターンは推測できるので、それらを想定しつつ、言葉をつないでいく。

井原：まあ、大切なことは時間をかけることです。急いではいけません。時間をかけること。時間がすべてを洗い流してくれます。それまでは待つこと。耐えることです。

奈央：……はあ。

井原：突然家出しようとか、死のうとか、ということまでは考えませんね？

奈央：考えました。もう、生きているのがつらいって……。[*18]

井原：今は耐えなくてはいけない。ただ何もしないのはつらい。学校には行くことです。毎日忙しくしていたほうがいいです。つらかったことは今でも思い出すだろうけど、一人でポツンとして悶々と考え続けるというのが一番いけない。毎日をあれやこれやの用事で満たして、忙しくしていたほうがいいと思います。そして、何かのときにふっと思い出すだけで十分でしょう。そうして少しずつ気持ちの整理がついてくるんです。

厳しく行動をチェックされている

井原：友達に会ったりはしていますか？

＊18　話し方からして切迫した希死念慮はなさそう。母親があれだけの勢いで受診させてきているので、自殺未遂の1回や2回はあるのではないかと踏んでいたが、どうもそれはなさそうである。

奈央：今は、母に厳しくチェックされてます。外出するときも、何時に帰るとか、どこへ行くとか、誰と行くとか全部言わなきゃならない。少しでも遅れると携帯電話が鳴る。メールもしょっちゅう送ってくる。返信しないとすぐ電話がかかる。

井原：電源オフにしたらどうなります？

奈央：とんでもないことになります。帰ったらガンガンやられます。

井原：大変だなあ。いつもそうなんですね？

奈央：もともとそういうところはありましたけど、埼生館でトラブルを起こしてからは、極度に厳しくなりました。もう、なんだかストーカーみたいなんですよ。どこへ行っても付きまとってくる感じ。私が家でじっとしていればうるさいことは言いません。でもひとたび家を出ると大変なんです。

井原：お母様は心配なさっているんでしょうねえ。*19

奈央：もともと母は兄にはうるさかったんですが、私にはそうでもなかったんです。兄も埼生館なんですが、今高校3年で、「東大、東大」ってプレッシャーかけられてます。

井原：そりゃ大変だ。それでお兄さんは真面目に勉強しているんですか？

＊19 大分、ストーリーが読めてきた。母親は、本人の交友関係を気にしている。本人が自分の知らないところで、人と会っていると、不安で不安でしかたないらしい。

奈央：してる。でも、本当は反発したいんだと思う。でも、母の剣幕は、私に対してどころじゃありませんから。兄のほうが大変だと思います。おとなしく従っている感じですね。[*20]

井原：お家は、ご両親とお兄様と奈央さんの4人ですね。

奈央：ええ。父の両親が同じ敷地に住んでいますけど。あとうちにハウスキーパーの女性が住み込みでいます。

井原：お父さんは？

奈央：会社の役員ですから忙しくて……。家にはほとんど帰りません。それに神田にマンションをもっていて、普段はそちらにいますから。

学校が違和感あるなら、塾は？

井原：学校以外は何かやってますか？　塾とか？

奈央：トラブル起こしてからは何も。

井原：学校が違和感があるというのなら、塾に行くのは悪くないですよ。勉強にもなるし、新しい友達もできるかも。一石二鳥でしょう。

＊20　このお母様は、対人関係が支配・服従関係になりがちで、つねに自分の優位、相手の劣位を執拗に確認したい方である。しかし、この長男もいずれは母の膝下を離れるときが来るはずである。

奈央：そうですね。まあ、「塾に行く」といえば母も許してくれるかもしれませんね。塾なんて小学校のころ以来です。埼生館のときから学校と家の往復でしたから。

井原：まあ、とにかく新しい生活を作っていかないと。そして、そんなに遠くない先に高校受験もあります。[*21] 今はしっくりいかない感じの日々だろうけれど、とにかく前を向いて歩いていこうではありませんか。そろそろお母様からもお話を伺ってみたいです。ちょっと交代していただけますか？

奈央：はい。

妊娠して大騒動に

母親：奈央と何を話したんですか？

井原：新しい学校でなじめない。ではどうするか。まあ、そんなところです。

母親：奈央は何を言いましたか？

井原：まあ、新しい学校になじめない……。

母親：じゃあ、奈央は本当のところは話していませんね。奈央は3カ月前に中絶し

---

*21　すでに中3の2学期であり、今の学校に適応すること自体を目標にする必要はない。むしろ、本人に来年4月からのことをイメージさせて、そのための布石を今からうっておくよう促していく。

たんです。

井原：はあっ。

母親：私の知らないところで埼生館の高等部の男子生徒と付き合ってたらしく、妊娠させられました。すぐ中絶させました。

井原：はあ。

母親：相手方の親とも大もめにもめました。埼生館じゅうの大騒ぎになって、校長先生も出てきました。こっちは被害者ですよ。だけど学校側はまるで奈央がいけなかったみたいな言い方で……。結局、両方とも退学することで決着しました。埼生館の恥だってことになりました。まあ、恥ずかしいといえば、これほど恥ずかしいことはありません。私も気が狂いそうでした。

井原：はあっ……。何と申し上げていいのやら……。

母親：いったいこの谷古宇家にどうしてあんな娘がでちゃったのか。私の育て方が悪かったのかしらね。私も一族に責められっぱなしです。それからは、もうあの子の行動は逐一報告させてます。私が目を離すとどんな勝手なことをするかわかりゃしない。もう徹底的にマークします。絶対勝手なことできないようにずっと監視です。それしかないです。[*22]

＊22　トラブルを起こした娘をどうやって育てていくかよりも、スキャンダルをどうやって隠蔽《いんぺい》するかといった、名望家の体面維持のほうが優先されてしまっている。

井原：監視ったって、そりゃ……。

強力な薬を出してください

母親：今日、ここに来たのはね、とにかくあの子が何やらかすかわからないから、行動を抑えるような強力なお薬を出していただけませんかってこと。私だって監視ずっとやってりゃ疲れます。もうこの3カ月くたくたでした。毎日何通のメールを出したかわかりません。何度厳しく叱りつけたかわかりません。あの子からの返信がないんで、あちこち電話して調べたこともありました。とにかく、目を離すわけにはいきませんでした。くたくたです。[*23]

井原：くたくたったって、そりゃ少しやりすぎではないかと……。

母親：とにかく何か強力な薬を出してください。

井原：お断りします。先ほども申しましたよね。過大な期待はお控えくださいと。お嬢様の行動を薬で完全にコントロールしようったってそりゃ無理ですよ。お断りします。

母親：いやにきっぱり言うわね。また、さっきの怒鳴り合いを始めなきゃならない

＊23　実際に疲れているのであろう。娘の行動に問題があるというよりも、だれよりも母親自身が不安でしかたなく、娘を追い回して、疲れ果てたのであろう。親族会議で養育姿勢をめぐって相当厳しくしぼられたのかもしれない。

のかしら。もう私だって疲れているのよ。

井原：もうやめましょう。わたくしだってあんなやりとりはしたくない。しかし、中絶の件は聴かなかったことにしておきましょう。お嬢様はそのことにあえて触れなかった。まあ、触れてはならない秘密があるなということは、うすうすわかっていました。でも、そのことはご本人から話したければ話せばよし。話してくれなくたって、それはそれでよし。つらいことがあった。忘れようったって忘れられない。そんなことがあった。それだけのことがわかれば、わたくしとしては十分です。それ以上聴く必要もないし、聴き出すべきでもない。

母親：先生が頼りですよ。何とかしてください。お願いです。[*24]

井原：さっきは罵声を浴びせておいて、今度は涙ながらの懇願ですか？

中学出たら、英国へ行かせます

母親：とにかく中学を出たら、留学させることになりました。東部学院の英国法人がロンドンにあって、英国東部学院ハイスクールっていうんですけど、そこに行かせようかと思っています。

＊24 かなり強引な要求だが、医者はできない仕事は断らなければならない。それにしても母親の取り乱しようは、はなはだしい。

井原：いや、そりゃ、ちょっと……。本人の希望ですかね、それって。

母親：妊娠の問題が出て、谷古宇家でも一同で話し合いました。その結果、イギリスに行かせる以外ないだろうって結論になりました。私の考えじゃありません。一族で話し合った結果です。幸い、あの子は英語はとてもよくできるんです。

井原：そんなこと言ったって、まだ高校生ですよ。ロンドンには身よりもなにもないでしょう。

母親：ありません。でも、以前にも似たようなケースはありました。義弟の息子なんですけど、ウィーンで音楽の勉強をしています。[*25]

井原：彼の場合も希望して行ったんですか？

母親：まあ、そうとばかりは言えませんかね。「ピアノでがんばりなさい」って送り出しました。

井原：無茶なことをするなあ。彼はピアノ勉強してるんですか？

母親：そう願いたいわ。でも、外国で苦労させて、日本に帰って音楽の教師でもしてくれればと思っているんです。

井原：望むらくはねえ……。しかし、あなたのご一族のなさることは……。日本にいる間は徹底監視、そしてあとは「外国に行きなさい」ですか？

***25** パリにもロンドンにもニューヨークにも、このように追われるように出てきた名家の子女が多数いる。日本からだけではない。オイルマネーの中東からも、中国、香港の資産家からも、アフリカの部族の長のところからも。

母親：ひどいことをおっしゃるわね。でも谷古宇開発の先代の社長だってそうでした。若いころとんでもない不良で、どうしようもないんでパリに留学させられたんです。絵が好きだったんで、「絵でパリ留学」ってことにしたんです。あちらでも散々好き放題やって、現地で二度も離婚してます。でも帰国してからは憑《つ》き物が落ちたように落ち着きました。そして、会社を多角経営路線に乗せたんです。不動産とリゾート開発、ホテル経営などを手広くやって、大成功したんです。若いころぐれるのは谷古宇家の男たちのつねです。そのなかでもとてつもなく乱暴な人間は海外で苦労させる。[*26]そして、帰ってきたら、まあ、すごいバイタリティで仕事する。そんな繰り返しです。でも、女で、しかもこんな若くして事件を起こすなんてケースはありませんでした。

井原：しかし、外国に送っても成功例ばかりではないでしょう。

母親：どうしようもなくなって、のらくらした人生を送った人もいたし、向こうで自殺してしまった人もいたようです。でも、私たちにも知らされていません。

井原：闇に葬っているんでしょう、面倒なケースは。お嬢さんのイギリス行きは大丈夫ですかね。ある意味で奈央さんにとってチャンスかもしれないけど、リスクも大きいなあ。それよりご家族がどんな思いで送り出すかです。愛情をもっ

***26** 留学というものの一つの機能がここにある。問題児を海外に私費で留学させて、とりあえず名家の体面を保つ。留学させられた側が、そちらで成功するかどうかはギャンブルだが、異文化で苦労して人間として成長する可能性もある。

て、成長を祈って送り出すならいい。でも、ていのいい厄介払いってんじゃ、そのことは、本人に伝わりますよ。

母親：そんなことおっしゃらないで……。

あの子には意思なんかない

井原：とにかく本人の意思を尊重しないとどうしようもありませんよ。本人は行きたいんですかねえ。ご本人が行きたいのなら悪くはありませんけど。

母親：あの子には意思なんかないのよ。[*27] 意思をもつ資格はないはずです。こんなひどいことをしでかしたんだから。とにかく谷古宇家の指示のとおりに動いてもらうしかありません。

井原：いや、ちょっと……。

母親：とにかく先生の仕事は、イギリスに行くまでにあの子が日本で変なことしないように、行動をコントロールすることよ。お薬を出してちょうだい。

井原：冗談はお控えください。本人が希望するなら別だけれど、お嬢さんを谷古宇家の言いなりになるようにする薬なんてあるわけないじゃありませんか。お断

＊27　「あの子には意思なんかない」。この種の言葉を、私は何度か聴かされた。いずれも名門の家庭の子女についてである。外からは華やかに映る素封家の一族も、内部は封建的な人間関係で呪縛されている。

りします。とにかく、これ以上ご本人不在で話し合ってもしかたない。お嬢様に入っていただきますよ。「やこうなおさん、やこうなおさん、1番診察室にお入りください」

母親：あー、まったく、もう……。蓮見先生にお願いしたのに結局は無理ってことね。

まずは英語の勉強から

井原：奈央さん、何があったにせよ、あなたは15歳だ。これから人生をつくっていかないといけないい。高校にも行かないといけない。勉強のことも考えていきましょう。

奈央：はい。

井原：奈央さんは英語は得意らしいね。まずは得意科目から勉強を再開したほうがいいだろうね。落ち込んでいるときは得意科目をやるにかぎります[*28]。それで自信回復してきたら、別の科目もやっていけばいい。

奈央：英語は好きです。

＊28　渡英させられることも想定して、まずは、勉強の英語から再開するよう促していく。本人の渡英意思がどれほどのものかは、まだ半年以上あるのでこれから判断していけばいい。

井原：とにかく未来を作っていくこと。今の中学はなじめないようだけど、別になじむ必要もないでしょう。卒業までいればいいんです。あとは、英語の塾かなんか行って、実力を蓄えてください。いいことのなかった中学生活だったかもしれないけど、さっさと次のステップに進みましょうや。

奈央：英語の塾には行きたいです。

井原：お母様、まあ、奈央さんのためにも英語の勉強をさせることは悪くないでしょう。お嬢様の将来のためにもなります。[*29]

母親：はあ、確かに……。

井原：奈央さん、今は力を蓄えるときです。英語をしっかりやれば、確かに未来にはつながる。力をつけて、それからどうするかはすべて奈央さん次第だ。谷古宇家のお嬢様として生まれたけど、大人になるということは、谷古宇家の傘の下からはずれて、自分の足で歩くということ。最後は自分しか頼る人はいない。いずれ、旅立つ日が来る。実力をつけておかないと、長い人生生きていけないよ。

奈央：はい。

井原：来週の火曜日に予約を入れておきます。それまでにお家で奈央さんの未来の

＊29　母親の考える英国留学を全面的に支持するつもりはないが、英語の勉強なら母親の理解も得られやすいし、本人のためにもなる。母親の顔をつぶし過ぎてもいけない。

ために何かできないか話し合ってください。具体的には塾か何か。今の中学との往復だけではさびしいと思います。高校受験もこれでは不安ですから。

母親：はあ。

しばらく2、3回お見合いのような診察を

井原：さて、わたくしとしては奈央さんが外来にお越しになる以上は、治療を継続させていただきたい。しかし、お母様におかれては、わたくしが谷古宇家のプリンセスを担当させていただくにふさわしいか、お家に戻ってお父様と話し合ってください。[*30]

奈央：……。

井原：わたくしといたしましても、二つ返事で継続治療を引き受けさせていただいていいものかためらわれます。お嬢様にふさわしい、立派なお医者さんをどこかほかにお探しになるほうがいいかもしれません。しかし、最終的には奈央さん次第です。診察室の主役は奈央さんご自身ですから。ただ、お越しになるとしても、しばらく2、3回お見合いのような診察をさせていただくというので

＊30　治療を進めるにあたっては、この谷古宇家の主人の意向も確かめておきたい。次回の診察の際は、母親から両親間でどんな話し合いがもたれたかについて問うこととする。夫婦仲もそれとなく探る。

はどうでしょうかね。その間に、谷古宇家としてもわたくしの力量をご判断ください。わたくしといたしましても、非力な身に担える責任であるかどうか、慎重に検討させていただきます。つまり、「お嬢様の治療を引き受けさせていただく」という結論を、今日は出しかねるということです。よろしいでしょうか。[*31]

母親：はあ。

井原：奈央さん。どちらにしても、自分の人生を自分でつくっていかないといけないことには変わりない。しっかり勉強し、未来に向かって大きな夢を描いてほしい。それが私の希望です。ではまた来週。お大事に。

奈央：わかりました。ありがとうございます。

井原：向こうでお待ちください。予約伝票をお渡しします。

＊31　谷古宇家が「注文の多いご家庭」であることを想定し、治療を始める前に一定の留保を提示しておく。今後、2、3回は、患者側が求めるものと、こちらに提供できるものとのすり合わせが続くであろう。

診療録

Assessment & Plan

谷古宇奈央　殿

思春期臨床において、親は我が子とどう付き合っていったらいいか困り果てて、その回答を求めてやってくる。しかし、一方で子のほうは、親とどう付き合っていったらいいかには悩んでいない。親からどう離れていったらいいかに悩んでいるのである。

思春期は、出立の前夜である。治療者としては、子どもが離れていく寂しさを抱く親の心情もおもんばかる。しかし、どちらかと言えば、若者が旅立とうとする勇気を後押しすることのほうに主眼を置きたい。若者にとって、親とどう付き合うかは、第一義的な問題ではない。むしろ、これからは自分の未来をどう築いていくかこそが問題なのである。

「谷古宇家のお嬢様として生まれたけど、大人になるということは、谷古宇家の傘の下からはずれて、自分の足で歩くということ」、これが今回の診察における治療者の患者への最も大切なメッセージである。

今後この患者が外来を再び訪れるかどうかはわからない。そもそも本人に強い受診意欲があったわけではないので、通院するとしても長くはならないだろう。

あの高圧的な母親は、今日、この足で顧問弁護士の事務所を訪れるかもしれないし、蓮見教授のところに電話をかけるかもしれない。しかし、医師も弁護士も、著名な人は皆、「自分に頼めばどんな無理な要求でも通ると思っている人がいる」ということはわかっている。「先生、何とかしてください」といった陳情の電話には慣れっこなので、穏やかな謝絶の仕方も心得たものである。

症例4

「自分はアスペルガーではないか」と心配になって受診した名門校秀才

「自閉性障害の3要素があります!」

保泉重信《ほずみしげのぶ》さんは、名門進学校の生徒。お母様と共に来院した。高校3年の8月。受験勉強もそろそろピッチをあげなければならない頃であった。

井原:(待合室へのマイクでの呼び出し)「ほずみしげのぶさん、1番診察室にお入りください」

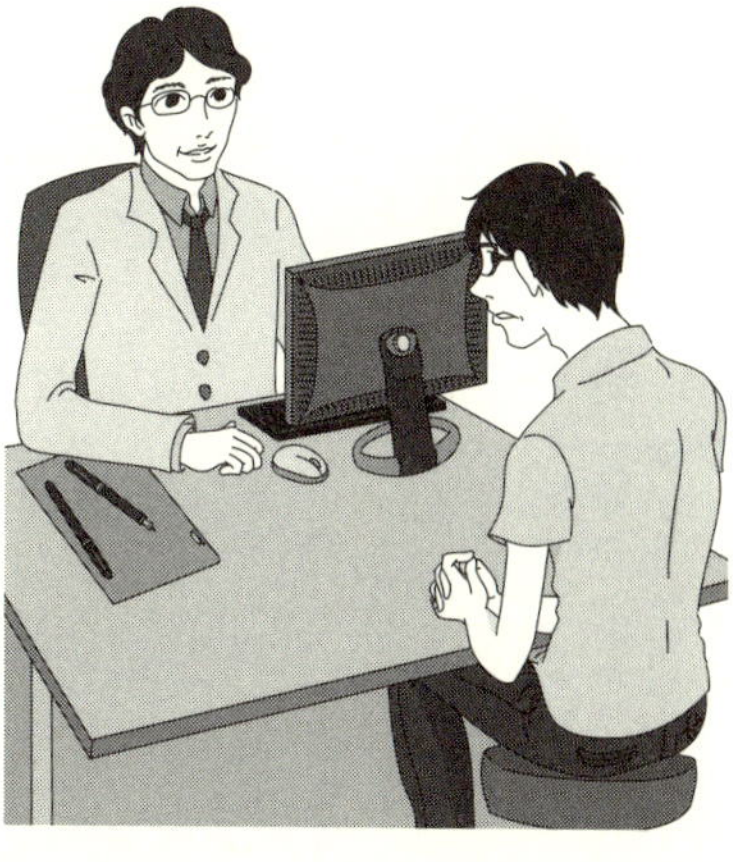

保泉重信さんは、長身・痩軀《そうく》の若者。首を縮めるようにして入室。話すとき、目をしばたきながら話す。話し方はかなり早口だが、読点のない文章のような、メリハリのない単調な話し方である。[*1] お母様は、うしろからついてきた。いかにも「何でここに来なけりゃいけないのか」といった投げやりな感じである。

井原：保泉重信さんとお母様ですね。お待たせしました。どうぞ椅子におかけくださいさい。先ほど、初診のアンケートを読ませていただきました。ご記入くださってありがとうございます。高校3年生で、「うつ、不安」ですか。そして、えっと「アスペルガーではないか？」ということですか。[*2] なるほど。そう思ったのは、お母様、それとも……。

母親：私ではありません。本人です。私は「アスペルガー」って何のことかわからなくて、「アルツハイマー」と勘違いしていて、「受験勉強でなかなか覚えられないって言ったって、まさかぼけたわけじゃあるまいし」ぐらいにしかとらえていなかったんです。この子は、この何カ月かアスペルガー関係の本を読みあさっていて、「自分はこれだ」と言うんです。私は半信半疑でしたけど、あん

＊1　発語の音楽的成分（抑揚、リズム、強弱、緩急など）を「プロソディ」と呼ぶ。プロソディの障害は、一般には、運動性失語など器質性障害に顕著だが、統合失調症慢性期にもあり、広汎性発達障害にも軽度に認められる。

＊2　「自分は〇〇障害ではないか？」と言って、自ら受診する患者は非常に多い。「アスペルガー症候群」のほかには、「注意欠陥／多動性障害」「双極性障害」「社交不安障害」などがある。

まりうるさく言うんで、一度専門家に診てもらおうということになりました。
井原：なるほどね。重信さん、いったいどの辺がです？
重信：社会性の障害、コミュニケーションの障害、想像力の障害です。
井原：はあっ？
重信：ですから、社会性の障害、コミュニケーションの障害、想像力の障害です。*3
井原：何だって？
重信：自閉性障害の3要素が自分にはあって、知能は低くない。こうなると高機能自閉症かアスペルガー症候群だけど、自分の場合、言語の発達に問題はなかったから、そうなるとアスペルガー症候群か。
井原：ううん、なんだかすごい説明だね。教科書に書いてあるとおりだぞ。医学生の答案なら合格点をやれるな。でも、具体的にはどういうことなんだろうね。
重信：集団行動が苦手である。言葉はそんなに問題ないけど、脈絡なく難しい言葉を使ってしまう。人の気持ちを察するのが苦手で、場の空気を読むのがうまくない。とにかく、友達にもしょっちゅう「KYだ」と言われます。*4
井原：ううむ。あまりにも模範解答すぎるなあ。お母さん、どう思いますか。
母親：普通だと思うんですけどね。私は、こんなもんだと思っていました。一つ上

---

*3　まるで医学部の口頭試問のようなやりとりである。この極度に字義どおりの返答こそ、アスペルガーらしい。しかも、本人はその堅い返答の奇矯さに気づいていない。

*4　アスペルガー症候群を含む広汎性発達障害は、その全員がいわゆる「KY（空気が読めない）」である。KYでなければ、広汎性発達障害とはいえない。しかし、KYが全員広汎性発達障害というわけではない。

の姉がいるんだけど、姉と比べてこの子は少し変わっていましたよ。でも、まあ、うちのお父さんだって変わった人だしねえ。男の人はこんなもんですよ。

井原：なるほどねえ。まあ、具体的に詳しい話は、お母さん、あとから伺います。ちょっとご本人からお話を伺ってみてもいいでしょうか。

母親：いいですよ。私は外で待ちましょうか？

井原：そうですね。ドアの向こうの椅子でお待ちください。すぐにお呼びしますので。

事件好きが高じてアスペに凝りだす

井原：いつごろ、アスペのこと知ったんだい？

重信：結構最近です。2年の3学期ごろですかね。図書館で少年事件のこととか本でいろいろ読んでいたんです。浅草の「レッサーパンダ事件(注9)」とか、大阪で姉妹を殺した「死刑でいいです」事件(注10)とか。そこでアスペルガー症候群のことが出ていて、「これって、マジ、俺のことジャン」と思ったんです。*5

井原：いろいろ本を読んでみた？

＊5　凄惨な事件についての本を、当初は他人事だと思って興味本位で読んでいたら、そこに自分に似た記述を発見して驚いたらしい。自分が事件を起こす人たちと同類ではないかと、本気で心配しているのかもしれない。

重信：読みました。本は2、3冊ですけど、ネットでわかることはひととおり調べました。[*6] 病院もいろいろ調べました。僕、凝り性なんで、調べるなら徹底的に調べたいんです。先生のこともネットでチェックしました。

井原：ええっ。手ごわいなあ。

重信：獨協越谷のホームページ見ましたけど、「人のこころを察することが苦手」ってのは、まさにそのとおりですね。

井原：具体的にはどういうところが？

重信：要するに、そのとき相手がどういう思いでいるかがわからないんですよ。人のジョークとかからかいとかがよくわからない。それに場の雰囲気が読めなくて、その場にふさわしい言動とかができない。どうしても浮いてしまう。顰蹙《ひんしゅく》を買ってしまう。まあ、そんなところですね。[*7]

いじめられても、最初は気づかない

井原：小学校とか中学校のころは？

重信：小学校のころは、普通の公立の小学校に行っていたんですけど、結構、仲間

＊6　アスペルガー症候群の患者たちは、「興味・関心の偏り」という特性を逆手にとって、診察までにかなりの勉強をしてきている。こちらの知識のなさを指弾することすらあるので、なかなか手ごわい。

＊7　知的なアスペルガー少年の常として、かなり冷静な自己分析ができている。しかし、他者に比しての自己のエキセントリシティを認識できるということと、その認識にしたがって行動できることとは別問題である。

はずれにされてましたね。

井原：たとえば？

重信：よく覚えているのは、小学校4年のときのことですね。友達と4、5人で自転車で市営のプールに行ったんですけど、さあ、帰ろうというときになって、ズボン隠されました。みんな着替えて「俺たち先に行って待ってる」って言ったんですけど、こっちはもうパニックで、あちこちのロッカー開けて歩いているうちに、プールの人にとがめられて、それでもうわけわからなくなりました。結局、プールの人に大人用の短パンを借りて帰りました。みんなもう先に帰っていて、あとでひとりで自転車で帰りました。そしたら帰り道にみんな待っていて、僕のズボン持ってました。

井原：なるほど、そりゃつらかっただろうね。でも、それってふつうのいじめだよね。[*8]

重信：いじめですよ。でも、そのことに気づかなかったんです。友達はズボン返してくれたときに、「忘れてたんだろう。俺たちが持ってきてやったよ」なんて言ったんです。それで、「ああ、ありがとう」なんて言ってしまって……。でも、先に行ったあいつらが僕の忘れ物を持ってきてくれたなんてありえないで

---

*8　少年時代に適度のいじめ、いじめられ体験をすることは、避けられない。少なくとも、それは大人になる一つの準備となりうる。大人の社会は、もっと陰湿ないじめがあるのだから。

すよね。でも、そのときのあいつらの顔見たら親切そうに笑っていて、とてもあいつらがわざと隠していたとは思えなかったですね。

井原：まあ、確かに意地が悪いよね。

重信：僕はいじめだってことに気づかなかったんです。家に帰って姉に話したら、「それって、あんた、からかわれたのよ」って言うんで、やっと、「そうだったのか」と思って悔しくなりました。[*9]

井原：たしかに小学生のいじめってのは、結構陰湿だよね。いじめだってことがわからないように、こっちの隙をついて出し抜いてくるようなところがあるよね。

重信：ええ。僕はあのときも一人だけ25メートル泳げなかったし、仲間のなかでも要領が悪くて、ずっとからかわれてはいたんですよね。それを一緒に遊んでくれていると思っていたんだから、僕はバカだったんですよ。

学校には行っていました

井原：勉強はできたんだよね。学校はえっと、律協大宮だね。ここは中学から？

重信：そうです。小学校5年生ぐらいから勉強はどんどんできるようになっていっ

---

*9　子どもでもひそやかないじめや、一見するとそれとは気づかれない侮辱などを口にする。この少年は、もっと早期からいじめを受けていたのかもしれないが、小学校もなかばになってようやく気づき始めたのである。

て、そのうち塾に行くようになったら、ますますできるようになって、ほとんどまわりに自分よりできる子はいなくなりました。

井原：すごいね、そりゃ。もういじめはなくなっただろう。

重信：減りました。でも、小学校ぐらいだと勉強ができるよりも、足が速いとか、サッカーがうまいとか、そういうほうが一目置かれますよね。僕はだめでした。

井原：友達とかは？

重信：小学校6年のとき、すごく仲のいい友達がいました。でも、僕は中学で律協に行くことになったんで、離れ離れになりました。

井原：不登校になっちゃったりとかは？

重信：ああ、それはなかったですね。ずっと行っていました。皆勤賞のこともありました。

井原：なじめない感じとかは？

重信：ありました。でも、僕、中1でコンピューター部に入って、そこで楽しくて、まあ律協大宮にきてよかったと思っています。[*10]

井原：部活は今は？

重信：高校2年でおしまいです。あとは、勉強ですね。

＊10　得意なことに夢中になっているうちに、その領域での専門知識で仲間たちに一目置かれるようになり、友達もできて、本人の自尊心も高まるというのが、アスペルガー少年たちの適応していくパターンである。

井原：もう3年だもんね。部活はやっていられないね。

志望は東大か一橋

井原：今、成績はどう？
重信：結構いいほうだと思います。
井原：来年はどこ受験するの？
重信：東大か一橋です。
井原：すごいなあ。専攻は？
重信：法学部です。
井原：法律か。君のそのロジカルなところは、結構、法律向きかもしれないね。受かりそう？
重信：このあいだの模試で一橋はA判定が出ました。東大文1はちょっと……。*11
井原：この時期ですでにA判定か。君は現役だろう。現役は秋からどんどん伸びていくぞ。受かっちゃうだろうね。将来法律家になるつもり？
重信：検察官になりたいです。

---

*11　アスペルガー圏の秀才は、面接がなくペーパー試験だけで評価してもらえるところをめざすべきだと思う。東大、京大、国立大学医学部などは、格好の狙い目であろう。この少年にも「東大をめざせ」と言いたい。

井原：へえっ、検察官かあ。普通の高校生って、検察官が何する仕事か知らないよね？　君、検察庁と警察庁と警視庁の違いわかる？

重信：ハッハッハ。わかりますよ、そのぐらい。警察庁は、警察行政を担うお役所、警視庁は東京都の警察。

井原：まあ、善良な市民は普通知らないものさ。君は凝り性だから、検事さんの仕事のこともかなり調べたんだろうね？

刑法は美しい世界です

重信：調べました。でも検察官の仕事以上に、おもしろいのは刑法ですね。刑法は実に面白い。何といっても法律は刑法ですよ。民法は民法で生活の原則ですから、それなりに面白いけど、やはり刑法です。刑法って、端的に言って犯罪と刑罰の関係に関する体系なんですけど、実に美しい世界です。[*12]

井原：なにっ、刑法が美しい世界だって！　その感覚、いったいどうなっちゃってんだろうねえ。殺人とか窃盗とか横領とか、こういうの美しい世界なの？

重信：ハッハッハ。殺人自体とか窃盗自体が美しいと言っているんじゃないんです

＊12　法律実務家には、対人スキルも求められる。たとえば、検察官の場合、人殺しや放火魔とも向き合わなければならない。法廷も心理戦争の側面がある。論理への親和性だけでは、本当は仕事にならないはずである。

よ。要するに、殺人をどう定義するかとか、それに対して、合理的で、理性的で、もっとも整合性のとれた方法で刑罰を科していこうってことを、徹底的に論理的に考えていくところがすごいんです。最も非合理な現象でも、非合理だからこそ、それを徹底的に合理的な方法で突き詰めて、すっきりする回答を出していこうとする。そこが刑法の美しいところなんです。[*13]

井原：はあっ？

重信：先生は理系だから数学の美しさはわかりますよね。ある意味で似ていますよ。混沌としたところにある形式的な操作を加えると、一気に霧が晴れるように解明される。これが数学の魅力ですよね。法律も同じです。

文学的なものに嫌悪感がある

井原：でも、法律家になるなら民法のドロドロしたやつもやらないといけないんだろう。離婚とか破産とか。

重信：それはそれで面白いんですよ。人間の情念の粘液質のドラマを、法律の論理で淡々と切っていけば、見事な秩序の世界ができあがる。最高ですよ。

＊13　そのすっきりした回答とやらが、国民の健全な市民感覚から遊離してしまってはしかたがない。法的思考を常識的な価値観につなぎとめておくためには、裁判員制度等の市民の司法参加は不可避であろう。

井原：俺の友達の弁護士とこのあいだ飲んだんだけど、あいつ、離婚とか破産とか結構やっていてねえ。男と女のこんがらがったドラマを淡々と処理しているみたいだけど、大変そうだよ。

重信：こないだ、本、読んでいたら、結婚したら夫婦の間には、「貞操義務」と「貞操期待権」ってのが発生するらしいんです。で、「貞操ってなんだ?」って思っていたら、「性の独占的提供」って。しかし、男女の微妙なことを「性の独占的提供」って一言で定義するのはすごいですよね。法律って偉いなあ。[*14]

井原：いやあ、偉いっていっても、そりゃ、身も蓋もない。

重信：だからいいんですよ。そんなふうに冷たい論理で整理しないと、絶対に解決しませんから。

井原：そりゃまあそうだよね。でも、その理屈でいうと、紫式部以来の日本文学なんてやつは、「義務不履行」と「期待権侵害」で片づけられそうだよね。

重信：おっしゃるとおりです。日本文学なんてたかだかその程度なんですよ。僕、結局のところ、文学的なものに対する嫌悪感があるんですよ。ああいう気分とか情緒とかで片づけるのが嫌いなんです。僕、中3のころから言葉で理屈を組み立てることがおもしろいなと思って、そういうことをする学問が哲学なんだ

＊14　私も法律家諸氏は、つくづくエライものだと思う。論理で割り切れないものを強引に割り切ろうとして、そこに本人がまったく気づかない、とてつもないユーモアが発生する。法律家ぐらいユーモラスな人種はいない。

ろうと思って、いろいろ自分で読んでみたんです。普通の書店に置いているような入門書的なものやら、岩波文庫とか、あと、図書館で難しそうなやつ借りてきて読んだんですけど、さっぱりわからなかったです。でも、わかったことから推測してみると、哲学ってのは、結局のところ「どうあるか」を問うけれど、「どうすべきか」は問わない。「どうすべきか」と問わないから、肝心かなめのところがぼやけてしまう。勝負どころで論理を突き詰めようとしない弱さがある。それじゃ、文学と大差ないじゃないですか。哲学なんて、結局、気分とか情緒とかで片づけていくような気がして、これはニセモノの学問だなと思いました。要するに、僕の感覚からいうと、「美しくない」、「卑怯である」、「男らしくない」、まあ、そんなところですかね。[*15]

井原：なるほどねえ。まあ、すばらしい演説だ。君、もう、その路線で突っ走れよ。アスペなんてどうでもいいじゃないか。

重信：そうかもしれませんね。

井原：ちょっとお母様からもお話を伺ってみたいです。ちょっと交代してくれるかな。

＊15　彼の文学観、哲学観はいささか強引ながら、力ずくの論理で組みふせてくるような説得力がある。高校生ながらすでに大物の風情が漂っている。

とにかく変わった子でした

井原：なかなか見どころのある若者ですね、ご子息は。
母親：そうですかねえ、とにかく変わっていますでしょ、あの子は。
井原：個性的であることは間違いないですね。
母親：小さいころからすごい凝り性で、幼稚園のころは岩石が大好きで、自分であれこれ集めたり、火山岩がどうの、深成岩がどうのって説明してくれました。図鑑が好きで、名前調べが好きで、いろんなことを自分で勉強して、おとなたちに知識を披露してくれるんです。
井原：才気煥発ってことでしょう。大いに結構じゃないですか。
母親：でも、興味の向き方が変なんですよ。小学生のころは、電気回路に興味をもって『電気回路の秘密』なんて本をどこかの本屋で買ってきて読んでいました。そんなことがあったかと思えば、お菓子の裏に書いてある食品添加物なんてものに興味をもって、『食品添加物百科』なんて本を買ってきて、熱心に勉強して、いろいろ解説してくれたりしました。[*16]
井原：今は、その凝り性が法律とアスペルガーにいっちゃっているようですね。で

＊16　興味関心の偏りがあることは間違いない。しかも、それがしばしば移り変わる。このような傾向は健康な児童にも多少あるけれど、質的にも量的にも際立っていて、思春期を超えても続いているのが、重信さんの特徴である。

も、法律はともかく、アスペに興味をもってなにかいいことあるかなあ。

母親：そうですね。とにかく受験勉強もしてくれないといけないし……。

父親は化石オタク

井原：ご子息はお父さん似ですかね？

母親：そうです。うちの夫もかなり変です。夫は化石オタクで、素人で化石の発掘とか収集とかやっているんです。普段は市役所に勤めているんですけど、週末はほとんど家にいません。どっかに掘りに行っているらしいんです。いつも真っ黒に日焼けしています。化石オタクどうしの交流もさかんみたいですよ。[*17]

井原：ご子息は対人関係とかはどうですか？

母親：大きな問題はなかったと思います。変わった子だけど、いろいろ何でも知っているし、物知り博士だったから、小学校のころとかは、結構友達はいたと思います。

井原：スポーツは？

母親：ああ、スポーツはだめでしたね。野球とかサッカーみたいな球技は特にだめ

---

*17　父親も明らかに同類である。今は思春期なので、本人は父親を意識的に避けているだろうが、父親の仕事と趣味の両立の人生は、息子が長じてから、ロールモデルとして参考になるはずである。

でした。ただ一所懸命にがんばる子で、足は遅かったのに、マラソン大会の前にがんばって練習して、学年で3位に入ったこともありました。6年生のときでしたかね。みんな驚いていましたね。

井原：いじめとかは？

母親：小学校の4年生ごろ、一時期同級生にひどいことをやられていたようです。よく泣いて帰ってきていました。でも、その程度です。

井原：不登校とかは？

母親：ありませんね。

井原：協調性がないと言われることは？

母親：それはありました。ちょっと妙なこと、順番とかにこだわるのでほかの子たちとうまくいかなくなって、皆にやいのやいの言われることはありましたね。[*18]

診断することにメリットがあるか

井原：そろそろ今日の診察のまとめに入らないといけませんね。さて、ご本人からお話を伺って、お母様からいろいろお教えいただいて、それらを併せて考えま

---

*18　診断を確定しようと思えば、協調性についてはもう少し詳しく尋ねる。この少年は、幼稚園や小学校のころに集団行動をとれずに数々のトラブルを起こしているはずである。しかし、今は尋ねるべき時期ではないと判断した。

すと、「アスペルガー症候群」の可能性がないとはいえないと思います。ただ、だからといって、今この時点で「アスペルガー症候群」と診断することにメリットがあるとは思えません。[*19]

母親：メリットっていいますと？

井原：つまりね、精神医学の診断ってのは、肝臓や心臓や胃袋の病気と違って、客観的なデータがありませんよね。検査の数値とか胃カメラで見て胃袋に穴があいているかってなことであれば、「病気」っていっていいんだけど、精神科の場合は、そういう客観的なデータがない。「アスペルガー症候群」の場合、特にそうです。だから、「病気」かどうかは相対的なものでしかない。そうなると、絶対的な基準がないだけに、「病気」と診断することの意義を考えないといけない。つまり、「病気」と診断することが、その人の利益になるかということです。たとえば、本人が「空気が読めない」からそれで学校ではなはだしい不適応になっているとか、ひどいいじめにあっているとか、とんでもない事件を起こしてしまって、今の状況を「病気」で説明しないとニッチもサッチもいかないってことなら、「アスペルガー症候群」って診断してもいいかもしれない。でも今、彼はそんなに学校での適応が悪いわけではないですよね。かな

---

*19　診断とは純粋に医学的認識だけで下すものではない。それは社会的文脈のなかで行われるものである。この少年の場合、特に適応の問題を起こしていない。あえて診断を告げることに積極的な意義はない。

り個性的な少年で、「ちょっとあいつ変わっている」と見られているだろうが、それはそれで、本人なりに教室の片隅で生きていますよね。それでいいんじゃないでしょうか。

母親：私もそう思います。

井原：治すべきものがない。治療の必要がない。だから診断することに意味はない。まちがっても自分のことを「障害者」だなどと思ってほしくない。だって彼は律協大宮でトップクラスの秀才でしょう。

母親：まあ、確かに「障害者」ではありませんね、うちの子は。

井原：でもね、お母様には、ちょっと知っておいていただきたいことがあります。これからのことです。[*20]

母親：はあ。

井原：今後、ご子息に適応の問題が生じないとは限りません。いくつか想定される事態があります。一つは、場にそぐわない行動をとって、周りの顰蹙を買ってしまうということ。これまでにも小学校、中学校でありましたよね。そういうことがあって恥をかいてしまうことはあると思います。少しの失敗を繰り返しながら、本人なりに場の空気を読み取っていく練習をしていかないといけない

＊20　ご子息の個性を知ってもらうという目的でなら、少し情報を提供することも無意味とはいえない。私ども専門家は、この少年が今後遭遇するはずの適応の問題をかなりの程度予想できる。それを少しだけ伝えておきたい。

と思います。少し失敗して、本人なりにしょげてしまうだろうけど、そういうことも必要でしょうね。

もう一つは、想定外の事態が発生したときにパニックになって、感情を抑えきれなくなることです。普段、どちらかというとおとなしい若者だから、あるとき豹変すると周りはびっくりするんです。そして、周りがびっくりしている情景を見て、本人はますます不安になって、はなはだしく取り乱してしまう。そのさなかに人を傷つける一言とか、絶対口にしてはならない失礼な言葉とかを言ってしまう。こうしてささいなことで友達をなくしたり、大事な人との関係を決定的に壊したりする。

もう一つは、恋愛です。彼は、この話題をたくみに避けてきたようなところがある。男女のことは本のなかの知識でしか知らない。でも、いずれ彼も女性に興味をもつ時が来ますよ。こういうとき、論理だけではどうにもならない人の感情の微妙さに本人は戸惑うと思います。彼のように人の気持ちを察することの苦手な若者が恋愛をすると、不格好な事態になることは想像できるでしょう。自分の感情を抑えきれないで強引なことをしやせんか、ちょっと心配ですね。[*21]

＊21　空気を読めない青春を送るアスペルガーの若者にとって、恋愛は大変な難関である。かならずや恥ずかしい数々の失敗を犯すであろう。しかし、それでも彼らは恋することをやめない。健闘を祈りたい。

母親：具体的には？

井原：たとえば、近づいてみたとき相手の無言の「ノー」に気づかなくて、強引に誘って相手が怒りだして、それでパニックになってしまうとか、性体験をもつときにやさしさやデリカシーをもって慎重にその世界に入っていくことができないとか、別れ際が汚くて、ストーカーのように追い回してしまうとかですね。[*22]

母親：あの子のことだから、そんなことはあってもおかしくないですね。

井原：まあ、今言ったようなことは、彼のようなタイプの人間には起こりうるということをお伝えしたかったのです。つまり、こういうことは、お母様にとっては「想定内」のことにしていただきたいんです。十分予想されることですから、ある程度覚悟はしていただきたいんです。で、そのときどうするか。それはそのつど考えていくしかない。彼自身にも少し苦労してもらわないといけない。そうやって苦労してあれこれ考えて、自分なりの生き方のスタイルをつくっていかないといけないんです。

母親：これからは、彼もそれなりに大変な人生でしょうね。

井原：そうです。これからの行く末は波乱含みだと思います。もっとも、これは治療するとかしないとかの問題ではなく、生き方の問題ですよね。精神科医とし

＊22　難関を突破してその世界に入ってしまえば、豊かな経験を与えてくれることは間違いない。私も、アスペルガー特有の感覚刺激に対する敏感さを生かして、実に豊かな性生活を享受している人を知っている。

ては治療者として関わるんじゃなくて、一種のコーチのような立場でかかわることは意味があるでしょう。つまり、彼から「こんなことがあった。どうすればよかっただろう?」なんて感じで問題をもちこんでもらって、「それはこうすりゃよかったんじゃないか?」とか言って、一種の作戦会議をする。そんな感じです。それは、治療とは違うけれど、意味のあることだと思いますよ。でも、今はその時期ではないですね。

母親：はい。

井原：ともかく、今日は「アスペルガー症候群の可能性がある」と言うにとどめて、確定的なことは言わないようにします。[*23] 今後、彼が不適応を起こして、病名が必要になったときにはいつでも外来にお越しください。そのときは、お母様には、母子手帳と小学校時代の通知表をお持ちいただきましょう。それらを検討して、包括的な心理検査も行って、その上で慎重に診断しましょう。でも、忘れないでください。たとえ、「アスペルガー症候群」と診断したとしても、それで問題の解決にはなりませんよ。本人なりの空気の読み方、本人なりの対人関係の作り方を経験で学んでいっていただくことが必要なんです。それは、診断がつこうがつかなかろうが同じことです。では、ご子息に入っていただきま

＊23　これは、「注意欠陥／多動性障害」や「社交不安障害」にもいえる。この両者の場合、製薬会社の疾患啓発に伴い、疾患喧伝(disease mongering)のリスクも高まっている。診断は慎重にすべきである。

すね。

空気読めなくても六法全書を読もう

井原：重信さん、君にはまず、自分の個性を知ってほしい。それが一番だ。アスペルガーのことを理解する必要はない。しかし、自分自身のことを少し知ってほしい。*24

重信：はあ。

井原：君にはすぐれたところがある。それは凝り性だということ。知的な関心の赴くままに独力でどんどん勉強を進めていくことができる。それは、実にすばらしい。このすぐれた資質をこれからも発揮してほしい。

重信：はい。

井原：ただ、弱いところもある。それは、人のこころを察するのが苦手だということ。それは、確かにハンディだ。人の気持ちをくんでいくことは、人間関係にとってとても大切。それができないと、思わぬところで人を傷つけたり、怒らせてしまったりするかもしれない。

＊24　個性を知るためには、本来、病名をつけなくても可能なはずである。「アスペルガー」の病名を通して、殺人事件の犯人と自分との共通点を探すことが、本人のためになるとは思えない。

重信：そうですね。

井原：特に進学したり、就職したり、新しい人間関係に入ったときが問題だ。どうか、慎重に行動してほしい。しばらくは、あわてないでじっと様子をみることだ。いいね。

重信：はい。

井原：アスペルガー症候群の可能性はなくはない。でも、今はアスペルガーのことは必要以上に気にしないほうがいいと思うよ。気にしてもほとんど意味がない。「アスペルガー症候群」なんて、しょせん、ある種の個性的な人間を類型化する概念にすぎない。「保泉重信」という人間は、世界に一人しかいないユニークな人間さ。アスペルガー症候群という概念でとらえきれるとは思えないね。

重信：はあ。

井原：君自身だってまだまだ自分の可能性を測りかねているだろう。「保泉重信」という男には、大きな可能性が秘められているんだ。それをアスペルガー症候群なんてちっぽけな概念で縛りつけてほしくない。[*25] そんなことより入学試験は迫っているよね。

重信：迫ってませんよ。まだ半年も先のことですよ。

＊25　青木省三（『時代が締め出すこころ』）は、広汎性発達障害の病名が誤用されれば「一芸に秀でた、しかしその他の分野は不器用な、職人的技術をもつ人たち」を追い詰め、破綻させると述べている。

井原：うーん、君にとっては半年はだいぶ先ってことになるのかな。まあ、この時期、いろいろなことに興味をもつのはいい。ただ将来につながることに興味をもったほうがいいね。たとえば法律のことに関心をもつのは悪くないよ。将来の夢が大きくなるし、そうなったら受験勉強にも熱が入るからね。

重信：空気読めないんですけど、いいですかね？

井原：うーん、時と場合によっては空気読んでいったほうがいいね。その辺は、これからの君の課題かもしれない。でも、空気読むのもいいが、今は、受験参考書も読んでほしい。それより本気で法律家になるつもり？

重信：なりたいですね。

井原：君の凝り性なところは、むしろ有利だよ。司法試験ってのは、青春を謳歌したい時期に部屋にこもって来る日も来る日も法律書を読まないといけない。だから、ある意味で凝り性じゃないとできないことなんだ。司法試験を受けるつもりなら、そのときは空気は読まなくていいから、必死で六法全書を読んでほしい。[*26] まあ、がんばってくれ。

重信：はい、がんばります。

井原：それでは、重信さん、お母様。今日はこの辺でおしまいにしましょう。今後、

＊26　もっとも、司法試験はKYでも受かるが、法実務はKYでは務まらない。KYが法実務を行えば、結果は「よき法律家は悪しき隣人」といわれる始末となる。

対人関係とかいろいろ悩むことがあったら、いつでもお越しください。でも、さしあたってアスペルガーのことは保留としておきましょう。以上です。では、向こうでお待ちください。

診療録

Assessment & Plan

保泉重信　殿

実母と本人に説明したとおりである。「本人にとって『アスペルガー症候群』と診断することにメリットがない。だから診断しない」、そういうことである。

本人は、特段、病気として治療してもらいたいわけではない。自分のことを知りたくて、それでアスペルガー症候群の概念に出会っただけである。彼にとっての問題は、「自分はアスペルガー症候群か」ではなくて、「自分は誰か。どこから来て、どこへ行こうとしているのか」ということである。

お母様にとっても同じで、特段、息子のことを障害者だと思いたいわけではない。ただ息子の幸せを願っているだけである。

私の外来には、「アスペルガー症候群」ないし「高機能自閉症」と診断して、フォローアップしている人も多数いる。小児期にそう診断された人が多いが、思春期以降に事例化して、私が初めて精神科医として関与したケースもある。その場合、それまでそう診断されなかった人に積極的に診断を告げるかどうかは、多少慎重に考えなければならない。診断のためのフォーマルなアセスメントを行うかどうかも、ケースバイケースである。たとえば、進学の際に、特別支援教育か通常教育かの判断の材料を求められる場合がある。そういうときは、知能、自閉傾向などをめぐる包括的な検討を行う。

最高学府の新入生が大学1年時の履修手続きができなくてパニックになるような場合、本人の情報処理の特性を知るために知能検査を行う。周知のようにある種の高知能の広汎性発達障害（PDD）の人は、自分のノートを「テキスト」としてではなく、「画像」として処理するような、特異な記憶方法をとっている。したがって、言葉でいくら言って説明しても理解できないが、書いて示せばたちどころに理解することがある。彼ら特有の知的方略を知っておくことは、彼らを援助するうえできわめて有力である。

症例5

「無理に登校しなくていい」と教師に言われて、そのまま不登校になった中学2年女子

「朝起きたら頭が痛い」

矢作優香《やはぎゆうか》さんは、13歳の中学生。6月中旬のある日、お母様同伴で来院。越谷市内の中学に通う2年生女子である。

井原：(待合室へのマイクでの呼び出し)「やはぎゆうかさん、やはぎゆうかさん、1番診察室にお入りください」

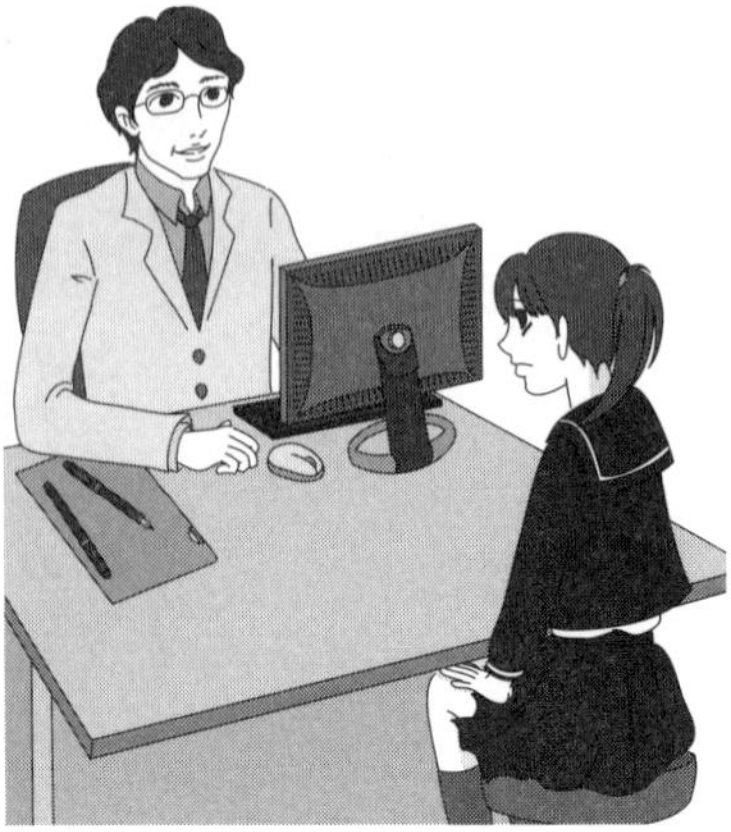

お母様、優香さんの順で入室。優香さんは童顔で小柄な女子生徒。中学の制服で来院。スカートのすそを少し短めにした、いまどきの女子である。恰幅のいいお母様の背後に隠れるようにして、おずおずと入室。少し目の下が黒ずんでいる。

母親：矢作です。

井原：矢作優香さんとお母様ですね。お待たせしました。どうぞ椅子におかけください。先ほど、初診のアンケートを読ませていただきました。ご記入くださってありがとうございます。「頭痛、ふらつき」ということですね。ゴールデンウィーク明けからですか。[*1]

母親：そうです。朝、目が覚めたときに「頭が痛い」って言うし、無理して起きだしてみてもふらふらして、食事も進まないし……。[*2]

小児科で「起立性低血圧」との診断

井原：それで小児科を受診したと……。小児科は、ああ、鯨井クリニックですね。

＊1　ゴールデンウィークなどの連休、春、夏、冬の休みなどの休み明けは、思春期心身症や不登校の好発時期である。休み中に睡眠相が大きく後退し、休み明けに正常化しようとしてなかなかうまくいかないところから、体調不良が生じ易い。

＊2　不登校、目の下の黒ずみ、朝方の頭痛、ふらつき、食欲不振とくれば、睡眠相後退は必発である。思春期は一般に睡眠相は後退して正常であり、尋ねるべきはその人個人の後退の程度である。

鯨井先生のところか。
母親：ご存じですか。
井原：ええ。よく患者さんを紹介してくださるんです。一緒に勉強会もやっていますし、存じ上げていますよ。紹介状も読ませていただきました。「診断は起立性低血圧。メトリジンが処方されていた」とね。[*3]
母親：はい。
井原：それで「いったん登校を再開したが、その後やはり休みがちとなり、6月に入ってまったく登校しなくなった」と。結局、鯨井先生のところは、3回ほど受診して、メトリジンは、その後血圧も戻ったようなのでやめていたようですね。優香さん、大体そんなところかな。
優香：はい。
井原：今日は頭痛は？
優香：そんなでもないです。でもとにかくだるい。
井原：もともと頭痛持ちですか。子どものころからかな。
優香：いいえ。小学校のころはほとんど休んだりしませんでした。[*4]
井原：中1のころは、どうだったんだろうね。やっぱり頭痛あったのかなあ。

＊3　小児科医は「起立性低血圧」と診断して、ミドドリン（メトリジン）を投与しがちだが、ここで睡眠相後退を見逃してはいないだろうか。「起立性低血圧」の診断基準には、睡眠相後退症候群についてのいささかの記述もないが、除外診断として考慮されるべきであろう。

＊4　小学校高学年から中学にかけて、入眠時間が急に遅くなり、それに伴って睡眠不足となり、朝体調不良で欠席、というパターンが多い。成長とともに必要な

母親：中学に入ったころも、「頭が痛い」ということはありました。それと中1のときは、4月、5月ごろ、どうも学校になじめなかったようです。小学校時代の仲のよかった友達とも別れてしまったし……。でも、5月の下旬ごろに卓球部に入ったのよね、優香ちゃん。それで卓球部が楽しくなって、部活の仲間ともよく遊ぶようになって、それなりにいきいきして順調に登校できるようになりました。

井原：よかった、よかった。

卓球部でいざこざに巻き込まれる

母親：でも、冬ごろでしたかね、ちょっと卓球部のお友達といざこざがあって、退部してしまいました。そのあとは、まあ学校には行っていましたが、しきりに「学校がつまらない」とか「面倒くさい」とか「どうして行かなきゃなんないの」などと言うようになりました。

井原：卓球部は退部ですか。ずいぶん急だね。部活がなくなると、かなり暇になるでしょう。2年になってどうです？　クラス替えあったでしょう。

睡眠時間は減るが、それにもまして睡眠相後退のペースが速い。

母親：それが、運悪く、例のトラブルになった卓球部の生徒が同じクラスになってしまったんです。苗字が「四方田《よもだ》」っていう子で、アイウエオ順で近いので、同じ班に入れられたりして……。それとクラスは荒れていました。男子でとても素行の悪いのがいて、その子を中心にあっというまにワルのグループができてしまって……。担任の先生は、その不良グループをどうするかで頭がいっぱいみたいです。

井原：先生はあまり相談には乗ってくれない？

母親：この子は、本当は四方田さんのこととか、いろいろ相談したかったんです。でも、万引きやら恐喝やら、校舎の窓ガラスが何枚も割られたり、大変な問題が次から次へと起こっていましたから、おとなしい女子生徒のことなんて、先生、考える余裕がなかったみたいです。

井原：でも学校は行こうとしていたんでしょ。

母親：それが5月の連休明けからちょくちょく休むようになって、6月に入ってからは全然行けてはいません。[*5] 朝起こそうとしても、「だって『先生が休んでいい』って言ったんだもん」て言うんです。

井原：優香さん、先生は本当にそう言ったの？

---

*5　不登校の始まりの時期から推して、原因としては不適応よりも睡眠相後退の方が大きそうである。

優香：言いました。*6
井原：なるほど。さて、だいたいの経緯はわかりました。それじゃ、ちょっとこれから優香さんからもお話を聴いてみたいな。いいかい、優香さん。お母様にドアの向こうの椅子にかけてもらってお待ちいただいて、優香さん自身からお話を伺いたい。いいかい？
優香：はい。
井原：お母様、よろしいですか。
母親：はい。
井原：それでは、お母様、またあとですぐお呼びしますから、ドアのそばの椅子におかけください。

午前2時までゲーム、携帯

井原：さて、優香さん。学校行かなくなって、今、家で何をしているの？
優香：何って、普通です。
井原：そうだね。まず、何時に起きて、何時に朝ご飯食べて、何時に夕食食べてっ

*6　医者の診断書に記された病名を見ると、教師たちは慎重になる。ことに、「怠けや単なる寝坊ではなく病気です」と記されていると、「じゃあ、治ってから出てくればいい」と言ってしまう。

て感じかな。

優香：朝は、8時ごろ起きる。でも、お母さんが仕事行って、また寝て、11時ごろ起きる。

井原：お家は、ご両親と妹さんだったよね。妹さんは、小学校6年生だったかな。

優香：5年生です。

井原：優香さんが起きたとき、お父さんと妹さんは？

優香：父は7時には家を出ています。妹も8時前に出ています。

井原：夜は何時に寝ているの？

優香：1時か2時かな。なかなか眠れない。4時まで眠れなかったこともある。

井原：夜遅くまで何しているの？

優香：何って、普通に……ゲームしたりとか、携帯とか。[*7]

井原：うーん、学校に行かずにゲームしたり、携帯したり。それって普通かなあ。まあ、いいか。学校に行けているときは、どんな感じ？

優香：1時ごろ寝て、6時半に起きて……。でも眠れなくて2時ごろになることもある。

井原：4、5時間しか寝てないってことになるね。これじゃ授業中眠くてしょうが

***7**　診断書だけ書いて休ませ、生活習慣について指導しないとこういうことになる。もともと概日リズムの遅れがあったところに、学校を休むことで社会的同調がなくなり、ますます概日リズムが遅れる。悪循環そのものである。

ないでしょう。もともとこんな生活だったのかな。小学生のころは？

優香：寝るのは10時かな。それで7時ごろまで寝てました。たまに11時ごろまで眠らないこともあったけど、そのときは8時まで寝てました。小学校は家の目の前だったんです。ぎりぎりまで寝てても大丈夫でした。

井原：中学は遠いの？

優香：歩いて40分ぐらい。7時半には出ないと間に合わない。

井原：まあ、小学生のときは9時間以上寝ていたのに、いまやそれが4、5時間かい。これは要するに寝不足なんじゃないかなあ。ところで優香さん、勉強は何が得意？*8。

優香：国語、英語。数学はだめかな。音楽も好き。

井原：音楽は普段なに聴くの？

優香：ミスチルとか嵐とかEXILE《エグザイル》とか。

井原：部屋でも聴いているの？

優香：うん。でも夜遅くにラジカセかけてると怒られる。iPod《アイポッド》で聴いてる。

＊8　寝る時間、起きる時間ばかりを話題にしていると、患者のほうもそろそろお説教を聞かされる気分になってくる。このあたりで、話題を一気に転換して、患者の話しやすいトピックを探す。

人間関係は卓球みたいなもの

井原：学校はこれからどうしよう。行かないわけにはいかないだろう。

優香：行かなきゃいけない。このままではいけないと思う。

井原：ひどいいじめとかはあるの？

優香：それはない。でも四方田さんがシカトする。それと四方田さんとつるんでいる人たち2、3人。チョーむかつく。でも、それは我慢できる。

井原：よほどひどいことがあるんじゃなければ、行ったほうがいいだろう。このまま家にいるのは退屈だよ。[*9]

優香：はい。

井原：学校には、四方田さんじゃなくても、どのみちいやなやつはいる。クラスメートが皆いい人ばかりってことはない。でも、中学生の優香さんには、そういいやなやつもいい人もいるようなところで、いろいろ経験してほしいな。いやなやつをどう避けるか、いい友達をどう作っていくか。それは、経験から学ぶことだと思うんだよね。つまり、卓球にたとえれば練習だ。[*10] あれこれ理屈を言ってもしかたない。ラケットを持ってボールを打ってみないとわからないだ

＊9　「退屈」というのは、不登校や引きこもりの若者を行動へと促すときのキーワードである。若者は、わくわくしていたい年頃であり、変化のない退屈な生活には耐えられない。

＊10　面接の前半で部活について尋ねていたのが、ここで生きてきた。前半に、スポーツ、楽器、絵画など本人の得意なものを把握しておく。そして、後半でそれをたとえにして説明していく。

ろう。まっすぐな球もひねくれた球もある。いろいろな回転のボールを打ってみて初めて、どういうボールにはどう打てばどう返るかってことがわかるだろう。人間関係も同じだよ。やってみて失敗したら、また別のやりかたを考えたらいい。私たち治療者の役割ってのは、結局のところコーチみたいなもんだ。[*11]「学校でこんなことがあった。あんなことがあった」ってなことを言ってほしい。卓球なら、そうだね、「バックスピンは、こう返せばいいよ」とか、「返す直前にラケットを上向きにして、すぐ返せ」とかいうだろ。同じだよ。「じゃあ、そのときはこうすればいいかもしれないね」、そんなコーチングをするのが、私たちの仕事だ。でも選手は君だ。ラケット持って実際に卓球するのは優香さん。私が代わりに卓球してもしかたないだろ。

10時起床なら2時までは眠れない

優香：はい。私も行こうと思っています。でも前の晩なかなか眠れなくて、朝起きたときにつらい。そんな繰り返しです。いつも夕方は元気になって、勉強も少しするし、だるいのもとれる。夜になったらなんだか行けそうな気がして、か

＊11　「ピアノの教師」、「予備校のチューター」など多様な比喩が可能。いずれも、「実際にラケットを握るのは（ピアノを弾くのは／入試を受けるのは など）君自身だ」と自覚させるのがコツである。

ばんの中身を確かめて、制服をたたんで枕元に置いて、「さあ、今日は早く寝て、明日学校行くぞ」と思うんです。でも、全然眠れない。それで結局3時ごろになってやっと眠る。朝、起きたら頭が痛くて、ふらふらするし、それで「もういいや」って思っちゃうんです。

井原：それで何時に起きるの？

優香：お母さんにいったんは起こされて、また寝る。結局、10時。11時のときもある。

井原：人間のからだってのは、そうだね、優香さんの年齢ならだいたい8時間ぐらい眠るようにできている。逆に言えば、16時間ぐらい起きているようにできている。だから、もし朝10時に起きたら、その日の夜は、午前2時まで眠れない。11時起床なら、3時だ。そんなもんだよ。いくら早く寝ようったって無理だよ。12時だって、1時だって、まだからだは起きている。2時を過ぎないと体内時計がオフにならない。[*12] ところで、今朝は何時に起きたの？[*13]

優香：今朝は8時です。

井原：オーケイ。じゃあ、今日は眠いだろう。ふだんより2時間も早いからね。でも、そのまま寝ないで起きていることだね。そしたら深夜0時には眠くなるよ。

＊12 前日午前11時に起床した人が、午前6時半に起きようとすると、4時間半の時差を前倒ししなければならない。これは、ちょうど、パキスタンを旅行して、日本に帰国するときの時差に相当する。

＊13 概日リズムの是正の最大のチャンスは、外来初診日である。なかなか朝起きて学校に行けない生徒も、受診日は、たいてい、普段より早く起きている。ここで一気に睡眠相を前倒ししたい。

まあ、学校に行くか行かないかは別にして、一日のリズムを作り直さないとどうしようもないだろう。よし、じゃあ、これからお母さんからもお話を聴いてみたいと思う。でも、その前に、どうしてもお母さんのいるところじゃ話しにくいけど、今、話しておきたいこととかあるかい。

優香：いいえ。

井原：じゃあ、お母さんと交代。優香さんはドアの向こうで待っていて。すぐまた呼ぶからね。

だって先生が「病気だから来なくていい」って言った

井原：お母様、どうぞおかけください。何度も出たり入ったりしていただいて、すみません。ご本人は「四方田さんがシカトする」と言っているけど、これはどれくらい気にすればいいですかね。[*14] あんまり「学校に行け」と言わないほうがいいかな。

母親：いや、そんなことはないと思います。四方田さんのことは最近は言わなくなりました。本人なりに学校に行こうとしています。でも朝が調子悪いので。

*14　思春期のうつ状態は、その大半が理由のある「反応性」のうつである。理由は、いじめ、教師の叱責、親との葛藤、同胞間不和などである。理由をときほぐしていけば、対処法は明らかになる。薬は必要ない。

井原：学校の先生はどうしたんですかねえ。優香さんは「このままではいけない」と思っていますよ。でも学校の先生はあえて背中を押さないみたいですね。

母親：ええ。担任の先生に鯨井先生の診断書を出したことがあります。そこに「起立性調節障害」って書かれていて、薬も出ました。それで担任の先生が優香に「病名がついているし、薬も飲んでいる。病気なのだから治してから学校においで」とおっしゃったみたいなんです。朝、起こそうとすると必ずあの子は、「だって先生が病気だから、来なくていいって言った」って言うんです。

井原：でももうメトリジンは飲んでいないんでしょ。

母親：ええ、切れてしまいました。飲まなければいけないですかね。[*15]

思春期は宵っ張りの朝寝坊になる

井原：いや、どうかな。その前に体内時計を前倒ししないとね。それでも血圧が低いのであれば、薬を考えましょう。まずは、体内時計。つまり、こういうことです。思春期の場合、「睡眠相後退」といってどうしても宵っ張りの朝寝坊になってしまうんです。お母さんだって中学生のころ、夜は楽しくて遅くまで起

＊15　メトリジンは、午前3時まで起きている人の朝の頭痛、ふらつきを治せる薬ではない。生活習慣を変えなければ、服用する意味がない。カロリー制限をせずに、糖尿病の薬物療法を行うことに意味がないのと同じである。

きているのに、朝はつらくてしかたなかったでしょ。中学生はみんなそうです。だから、毎朝、体内時計を調節しないと、どんどん後ろにずれていくんです。優香さんは、今は午前10時に起きている。これなら、午前2時まで眠くならなくて当然。お母さんは、午前6時ごろでしょうかね、起床は。そうなるとだいたい午後10時か11時には眠くなる。でも、午前6時に起きているお母さんが13時間後の午後7時に眠ろうとしても眠れないでしょう。そんなものです。お嬢さんが午後11時に眠れなくても当然です。優香さんの午後11時は、お母さんにとって午後7時ですから。ところで、お嬢さんは塾に行っていますか。

母親：はい。火曜日と木曜日。午後6時から2時間ほど家の近くの塾に行っていました。でもそれも今は休んでます。「学校行けていないのに塾なんて」って本人は言うので。

井原：そうですね。まず学校かな。でも、もし学校行けそうもなかったら塾だけ行くのも悪くありませんよ。[*16] いざ学校行けるようになったとき、行ってみたら勉強ついていけなくて、それでまたいやになって行かなくなったら、かわいそうでしょう。勉強遅れないように、学校行けなくても塾だけは行ったほうがいい。でも、まあ、体内時計の調整からやっていきましょう。それで問題の8割は解

＊16　優香さんには、塾はデメリットもある。「学校で不適応だが、塾で適応できる」となれば、塾で張り切る。そうすると覚醒時間の後半にテンションの高い時間が来る。これは睡眠相後退を悪化させかねない。

決でしょう。それで学校行けるならすべてオーケー。では、優香さんをお呼びしますね。(待合室へのマイクでの呼び出し)「やはぎゆうかさん、やはぎゆうかさん、1番診察室にお入りください」

診断書：「登校は不可能ではない」

井原：優香さん、お待たせ。さあ、座ってください。お母さんと相談したけど、まず、担任の先生は鯨井先生の診断書をちょっと誤解しているようだね。ずっと自宅で療養していなくちゃいけないような病気じゃあないよ。今日は、私のほうから精神科医の立場から診て診断書を書くね。[*17]

母親：お願いします。

井原：優香さん、いいね。

優香：はい。

井原：「診断書。矢作優香殿。診断、睡眠相後退症候群。上記につき通院加療の必要があるが、登校は不可能ではない。概日リズム是正のために起床時間を一定にすることが必要である」、こんな感じで書きました。ちょっと見て。これな

＊17　私は、診断書は、できるだけ本人の目の前で、本人と相談しながら書くことにしている。どこに提出するか、診断書を提出した際の受け取り手の反応はどうかなどを考えつつ、内容を検討する。

ら担任の先生も「治るまで家で休め」とはおっしゃらないでしょう。
母親：そうですね。
優香：「睡眠相後退症候群」って、こんな病気があるの。でもこれ病気でしょ。シヨーコーグンで病気ってことでしょ。
井原：うーん、そうだな。病気といえば病気かな。[*18] でも中学生や高校生はみんなそうですよ。要するに「宵っ張りの朝寝坊状態」だよ。私だって中学生のころは、こうだったよ。お母様はどうでしたか。
母親：まあ、私も朝は苦手でした。
井原：優香さん、今日は、この足で学校へ行って、診断書を担任の先生に出してください。それから今日は金曜日。週末が心配だな。さあ、どうしよう。

週末の概日リズム調整

母親：心配、といいますと?
井原：週末に夜更かしして、それで概日リズムがずれて、それで月曜日の朝がつらいというのが典型的なパターンなんです。だから、週末の過ごし方を工夫しな

---

*18　病気ではあっても、「医者が薬で治してくれる」とか「治るまで寝ていなければならない」ような病気ではない。病気であるということが自助努力をしなくていい理由になるわけではない。

いといけない。まず、今日は8時起床。だから、午前中は相当眠かったね。さっき、待合室で少しうとうとしたかもしれないけど、これはまあいい。いいかい、今日は何が何でも昼寝しないこと。学校に診断書を出しに行って、そのまま学校に行ければ行ったでよし。行けなければお母さんと道草してゆっくり帰るもよし。そうやって疲れてから夕方にお帰り。そして、夕食を早めに食べて、午後9時には部屋に入ること。携帯はどうしようかね。

優香：携帯はだめなの？

井原：だめじゃない。でも携帯のやりとりでわくわくして、それで眠れないというのが悪循環なんだ。友達からメールが来たら、「今日は疲れているから早く寝る。ごめんね」ってメールで出したらどう？　それで午後10時を過ぎたら電気を暗くすること。[*19] それから土日の過ごし方だな。土日の午前中、少し用事があるといいのだけどな。

母親：それじゃあ、うちのタロちゃんのお散歩に行ってもらいましょう。タロちゃんてうちで飼っている柴犬なんです。いつも私が散歩に連れ出していて、土日は主人が朝、連れ出していたんですけど、この土日は優香がすればいい。

優香：お散歩に連れて行くのね。

＊19　体内時計は光を感知してオンになる。したがって、夜は、一定時間に消灯すべきである。逆に、朝はカーテンをあけて、光を入れる。曇天なら室内の蛍光灯をつけて室内を高照度に保つなどの工夫が必要。

井原：朝の散歩か。そりゃいいね。いつもどれくらい行くんですか。
母親：私のときは30分くらいです。でも夫のときは、元荒川(注11)沿いを1時間近くかけて歩きます。タロも長い散歩が好きみたいです。
井原：そりゃいいね。優香さんもタロちゃんのためなら、早く起きられるでしょう。明日7時からなんてどう？
優香：そりゃ早いなあ。起きられるかな。
井原：そのためには早く寝ることだ。でも今朝8時に起きたでしょ。今日は早く布団に入っても、すぐ眠くなると思うよ。
優香：やってみます。

3日後の午前9時に予約

井原：明日の土曜日と明後日の日曜日は朝7時からタロちゃんの散歩。そうしよう。そして月曜日の午前9時に予約を入れておきます。[*20] その日は制服を着て来てください。午前9時に外来に来ようと思ったら早起きしないといけない。でも、土日、タロちゃんの散歩していれば平気だね。多分大丈夫だと思う。それと勉

＊20　初診日を含めた3日で一気に体内時計を正常化しようとするのである。睡眠相後退は所詮は「時差ぼけ」であり、海外旅行後の時差ぼけ同様、1日で一気に治すのが一番の方法である。

強は最近やってるかい。
優香：あんまり。
井原：じゃあ、まず得意科目から再開しようよ。英語と国語だね。それから午前中は、嵐やミスチルの一番好きな曲を聴いてごらん。午前中なら少しは音出してもいいだろう。できるだけテンションの高いやつを聴いたらいい。
優香：でも日曜は昼前から友達と出かける。
井原：友達って誰？　クラスの？
優香：違う。1年のとき仲良かった友達。一緒にレイクタウン(注12)で映画見る。[*21]
井原：ああ、それはよかった。行っておいで。午前中から用事があるのは大いに結構。[*22]久しぶりに会うんだね。
優香：そう。前はしょっちゅうつるんでたんです。クラスが替わってからあまり会えなかった。
井原：じゃあ、久しぶりに会うとお友達は「やあ、優香ちゃん、最近何やってんの？」って聞いてくるよね。ちょっとつらいね。[*23]
優香：その子、私が学校行ってないこと知ってる。
井原：そうか、じゃあ、まあよかったね。でもその子と会ったとき話が弾むように

***21**　優香さんにとっては、映画だと途中で眠ってしまうことが少し心配だが、まあ友達と外出なのでいいだろう。

***22**　平日に不足した睡眠を、土日に朝寝坊して挽回することは、ある程度は必要。しかし、起床が遅すぎると月曜朝に響く。できれば睡眠不足を、早め就床により挽回し、起床は平日プラス2時間以内にとどめさせたい。

***23**　意識的に適度のピア・プレッシャーを感じさせるように働きかけている。

したいよね。映画のスターの話をしたり、「嵐」の誰が格好いいとか、中学の男子の誰が格好いいとか、そんな話をしたいだろう。でも、優香さんが沈んでいたんじゃ話が弾まないよ。やっぱり学校には行ったほうがよさそうだね。そのほうが最近の話題にもついていける。男子の噂話も盛り上がるだろう。

優香：はい。

井原：よし。それでは、優香さん、お母さん、今日の診察のまとめをしましょう。診断は「睡眠相後退症候群」です。要するに「宵っ張りの朝寝坊」です。この病名については、インターネットで検索してみてください。いろいろ書かれていますから。ネットの情報で疑問点があれば、また次回お尋ねください。それから、今日、診断書を書きました。それを持って学校に行ってください。学校の先生が診断書を見て、どうおっしゃったか、次回、お聴かせください。そして、今日は昼寝しないこと。夜は早めに休むこと。そして、土日は朝7時に起きてタロちゃんのお散歩。そして、日曜日は友達と映画。月曜日は、朝9時に外来の予約を入れましたので、制服を着てお越しください。診察のあとは、そのまま学校へ行っていただきましょう。*24

母親：診断書は？

思春期は、大人の言うことには耳を貸さないが、仲間たちからの無言の圧力は痛いほど感じる年代。再登校への動機づけとして利用する。

***24**　通院のための通院ではなく、学校復帰を支援するための通院である。本人も制服を着れば気分が一新する。気持ちは学校に向かっていく。

井原：さきほど書いたやつですね。あの診断書は、これから病院の印鑑を押して、封をして、窓口からお渡しします。[*25] それから薬は今日は出しません。採血や検査もさしあたっていらないでしょう。次回の予約のご案内をこれから受付のクラークのほうからいたします。窓口前の椅子でお待ちください。

母親：わかりました。

井原：では、また来週月曜日にお会いしましょう。お大事に。

優香、母親：ありがとうございました。

＊25 診断書を提出して学校側からどんな反応が返ってきたかを、次回尋ねておきたい。「登校は不可能ではない」ということを学校側が理解してくれたかを、こちらとしても把握しておきたい。

診療録 Assessment & Plan

矢作優香 殿

操作的診断基準の弊害は、精神医学以外にもある。一例が小児科領域における「起立性調節障害」であり、矢作さんのようにこの診断の下でメトリジン（一般名ミドドリン）が処方されている症例は多い。診断基準を機械的にあてはめれば、不登校の大半は「起立性調節障害」の診断がついてしまう。

しかし、その前に、睡眠について尋ねてほしい。それも「よく眠れるか」のような大雑把な聴き方ではなく、就床、入眠、覚醒、起床の各時間を細かく尋ねてほしい。睡眠相の後退があることは一目瞭然である。

第一になすべきは薬物療法ではない。睡眠に関する療養指導である。思春期の若者は、皆、多かれ少なかれ「宵っ張りの朝寝坊」であり、これを「病気」と呼びたければご自由に。しかし、譲歩して「病気」だと見なしたとしても、少なくともそれは「生活習慣病」である。なすべきは、「脳の不具合を薬で治す」ことではなく、生活習慣を是正することである。「投薬を控える」ことは、医師としての責任放棄ではない。健康の専門家としての医師がその立場から療養指導をすることには意義がある。思春期の朝方のふらつきは、朝、室内に光を入れて定時に起床させ、夜、早めに就床させ、十分量の睡眠をとるといった簡単な指導を行えば消失する。

教師は「医者にかかっている」と聞くと、驚いて「治してもらってから学校に来なさい」と指導しがちである。しかし、「眠くても起きる」、「朝食をとって学校に行く」、「明日学校だから早く寝る」ことこそ、何よりの「治療」である。診断書の発行は有効だが、「診断：睡眠相後退症候群」のように病名だけ記載すると、学校側に過剰反応される。「付記」として「通院の必要はあるが、通学に支障はない。就床を早めるために、〇時起床を励行する必要がある」などと記す。

症例6

万引き癖がなおらない
17歳女子高優等生

万引きを治してほしい。病気だと思う

井原：（待合室へのマイクでの呼び出し）「おびつちささん、おびつちささん、1番
診察室にお入りください」

お母様と教師と思しき小柄な中年女性に連れられて、痩《や》せた顔色の悪い女子高生が入室。お母様と女性は極めて厳しい顔つき。ご本人は、うつむいて、視線を合わ

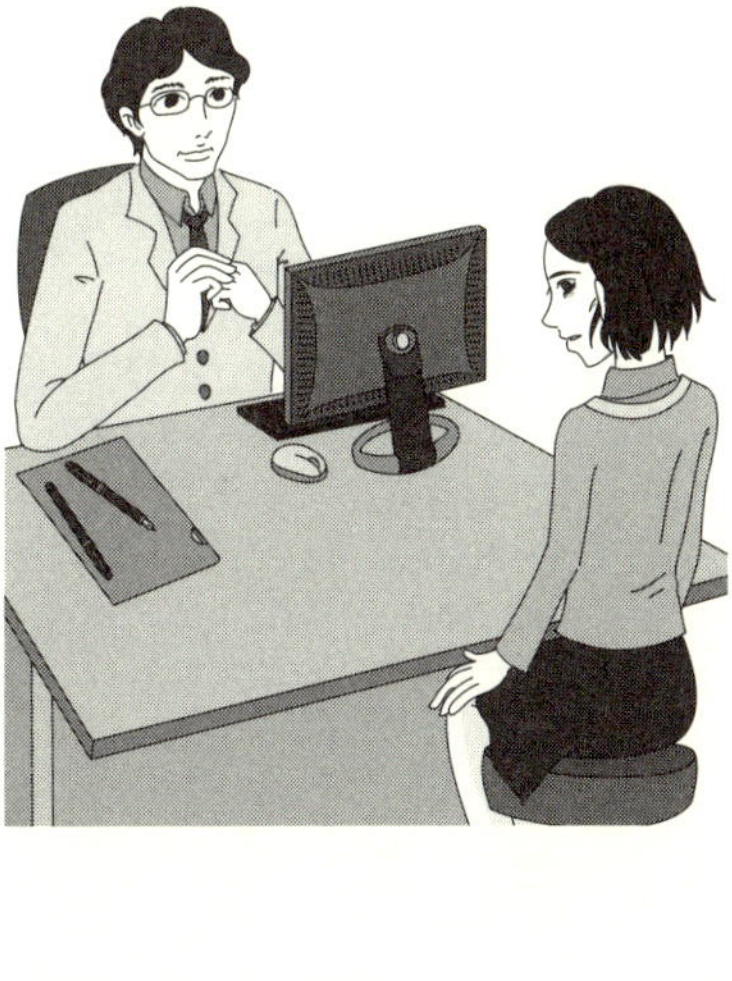

せようとしない。名前は、小櫃千沙《おびつちさ》さん。草加市からお越しの高校生である。アンケートには、お母様と思しき字で「万引きを治してほしい」とある。

母親：小櫃です。

井原：どうぞおかけください。お母様はそちらの茶色の椅子に、千沙さんはブルーの椅子におかけください。それとそちらは……。

倉上：倉上《くらかみ》でございます。草加女子高の教師をしております。小櫃の担任です。

井原：はじめまして。こころの診療科の精神科医井原裕《いはらひろし》でございます。アンケートは拝読しました。ええっと、このとおりですかね？

母親：そのとおりです。万引きを治してほしいんです。病気だと思います。なんとかして治療してやってください。*1

井原：うーむ、いきなり難しいご要望ですね。ここは、「こころの診療科」と名乗っているところで、私は精神科医です。精神医学にしたがって診断したり、治療したりするところです。万引きは、うーむ、これは、それ自体精神医学の問題ではないですからねえ。でも、まあ、ちょっとお話を伺うこととしましょう。どこでこんな事件を？*2

---

*1　精神科医とは何をしてくれる仕事なのかについては、かなりの誤解がある。精神科医にできることと、できないことがある。精神科医に丸投げするのではなく、患者さんに自分で考えていただかねばならないこともたくさんある。

*2　ここでお母様に尋ねたのは、うまくないやり方であった。いきなり本人に恥をかかせるのはよくない。これでは、本人をかたくなにさせてしまう。「まずは、お嬢様からお話を伺います。お母様

母親：近くのコンビニなんです。何度もやって、お店は最初は大目に見てくれていたんですけど、とうとう警察沙汰になりました。取り調べを受けました。来年はもう3年生で受験なんです。こんなことをしていていいのかしら。
井原：いつからですか？
母親：ひどくなったのは、この2、3カ月ですけど、実は、小学校6年のときもありました。あのときは、女の子たちが集団でやっていて、その一人にすぎなかったんですけど。
井原：なるほど。千沙さん、今日ここにお越しになったのは、あなたが希望して？それとも、お母さんと先生が行こうといって[*3]……？
千沙：母が行くようにと……。
井原：そうだろうね。まあ、精神科医に会わされる羽目にあうとは災難かもしれないね。でも、ここの診察室で今日の主役は千沙さんだ。だから、あなたから少しお話を伺いたいな。でないと始まらない。お母様と倉上先生にあちらでお待ちいただいてもいいかい？
千沙：はい。
井原：それではお母様と倉上先生、ドアの向こうの椅子でお待ちください。そんな

は外でお待ちを」と言うべきであった。ワンテンポ遅かった。

＊3　ここであわてて軌道修正を試みている。このままでは、本人の目の前で母親が延々と罪状を数えあげるような状態が続く。流れを変えなければならない。

に時間はかかりません。すぐまたお呼びしますから、そちらでお待ちください。

ハーレクイン・ロマンスが好き

井原：高校は草加女子高だね？[*4]
千沙：そうです。
井原：今、2年生？
千沙：そうです。
井原：結構な進学校だろう。勉強大変だね。
千沙：いや、そうでもないです。
井原：成績は？
千沙：1学期の期末でまた少し上がりました。大体いつも40番前後です。[*5]
井原：すごいね。得意科目は？
千沙：どっちかというと理数系が得意です。理系クラスに進む予定です。
井原：なるほど。英語とか国語は？
千沙：ちょっと。でも勉強はしています。国語は正解がないからやりにくいです。

＊4　母親退出後ただちに話題を万引きからそらす。いきなり実母が自分の万引きのことを話題にしたという状況では、こちらに対してかなりの警戒感を抱いているはずである。このままでは診察にならない。

＊5　勉強について語らせると思いのほかノリがいい。勉強のプレッシャーでむしゃくしゃして万引きをやっているわけではなさそうである。得意なことを話題にするとイキイキしてくるので、もう少し尋ねてみる。

井原：本読むのは？
千沙：好きです。
井原：なら、国語なんて自然にできるようになるよ。
千沙：でも私かなり偏っているかな。あんまり読まないけど、恋愛小説とか好きです。
井原：うわっ、それって一番私の苦手なやつだな。まさか、ハーレクイン・ロマンスとか読むんじゃないだろうね。
千沙：ええ、まさにそれです。
井原：うーむ、参った。あれは、まったく男には理解できない世界です。女子の女子による女子のための恋愛小説です。*6
千沙：そうですよ。いけません？
井原：いや、全然いけなくないよ。君の探していた愛はきっとそこにありますよ。恋愛小説でもいい。どんどん読んでいけばいい。国語力なんて読書量に比例しますから。
千沙：古文はどうするんですか？
井原：なにを言っているんだい。古文なんてまさにハーレクイン・ロマンスの世界

*6　無駄話をしているようにみえるが、もちろん、こちらとしては本人のものの考え方や知的方向性をさぐっている。ここで得た情報が、その後の面接の流れを作るうえで役に立つ。

だよ。勉強だなんて思う必要ない。『源氏物語』でもいい。菅原孝標女《すがわらのたかすえのむすめ》の『浜松中納言物語』でもいい。こういう平安期の文学は、完全にハーレクイン・ロマンスです。男は付け入る隙はありません。俺たちにゃ全然わかんない世界。でも君ならわかるよ、きっと。『源氏』なんかは、学校で教えてくれないところが面白いと思うよ。学校で教えてくれないのは教えられないわけがあるからなんです。だから読むと面白いんですよ。

千沙：ふふっ。そうですね。学校で教えてくれるところだって、結構きわどいですよね。

井原：そうそう。ああいう本は、授業中に先生に教わるものじゃありません。[*7]学校の先生とかお父さん、お母さんとかに内緒でこっそり読むものなんです。とにかく解説のついているの買ってきて、現代語訳で十分理解して、それから読むといいよ。

薬剤師になりたい

井原：ところで、千沙さん、将来何になるつもり？[*8]

＊7　精神科医が思春期の若者たちに対してとるべきは、「親でも教師でもない大人」という立場。彼らは、杓子定規な正論や紋切り型の訓戒は、もう聞きあきている。別の角度から近づかないとこころを開いてくれない。

＊8　本人の意識をいったん万引き問題から遠く離れた話題に向ける。千沙さんのような同一の逸脱行動の反復には、かげに強迫性格が潜んでいる。流れを変えるには、本人の意識を遠いところに向けさせることである。

千沙：薬剤師になりたいです。

井原：へえーっ。誰か近くに薬剤師さんっているの？　お父さんとかお母さんとか？

千沙：いいえ。うちは両親とも教師です。遠縁のおねえさんで、私より8つ年上なんですけど、その人が薬剤師さんです。家が八潮で小さいときからかわいがってもらっていました。今、都内の大学病院に勤めていて、一度職場を見学したこともありました。素敵でした。

井原：じゃあ、当面の目標は、素敵な薬剤師さんってとこか。白衣来て、病院を肩で風切って歩いている姿だろうね。いいねえ。

千沙：私、患者さんと接して、あれこれしゃべってっていうのは、どうも……。どちらかというとモノを相手にしているほうが自然かなと……。臨床検査なんかも興味あります。でもまあ、薬剤師さんって、病院のなかでは目立ちませんよね。お医者さんとか看護師さんとかがたくさんいる。でもそのなかで目立たないけれど、立派な仕事をしていると思うんです。

井原：なかなかしっかりした考えだなあ。[*9] 大したもんだ。しかし、まあ、今回の受診のことはどう考えたらいいんだい。

＊9　将来についてしっかりした考えをもっていることを確認して、そろそろ触れたくない話題にも触れていくこととする。

千沙：……。

井原：ハーレクインも薬剤師さんもいいと思う。でも、万引きはどう考えたらいいんだろうなあ。私も困っちゃうなあ。[*10]

千沙：……。

井原：私は、ハーレクインに出てくる男なんかじゃない。いたって無粋な男だけどね。でも、もしハーレクインに出ている男だったら、ヒロインが実は万引きしてたなんてことになった日にゃあ、ちょっと引いちゃうよ。

千沙：（涙）……。

井原：女の薬剤師さんも白衣来て格好いいじゃないか。でも仕事帰りにコンビニで物かすめてたら、幻滅だよ。これじゃあ、恋の花は、咲く前に散っちゃうなあ。

千沙：（涙）……。

月のものが来る前にイライラ

井原：ちょっと聞いとくけど、誰かにそそのかされているとか、脅かされているとかいうことはないだろうね。誰かに「万引きして来い」って脅迫されていると

＊10　本人が一番触れてほしくない話題を、非難がましくない口調で触れていかなければならない。なかなか難しい。

かは……。[*11]

千沙：それはないです。

井原：オーケー。君、月のものは規則的？

千沙：ちょっと不規則です。

井原：(月のものが）来る前にかなりイライラしているってことはない？

千沙：それはあります。

井原：だるかったり、眠かったり、勉強しても集中できなくて、むしゃくしゃして、精神的にキレやすくなってるってことはない？

千沙：あります。

井原：来るもの来れば、すっと消える？

千沙：消えます。

井原：なるほど。医学的には「月経前緊張症」ってのがあるんです。千沙さんは、それに該当しそうだね。そいつは気の毒だ。これは、男にはわからない苦しみです。でも私のところに来る女性の患者さんのなかには、結構いますよ。大変そうです。大変そうだなんて、ひとごとみたいに言わざるを得ない立場だから、申し訳ないけどね。

＊11　ちょっと追い込みすぎた感あり。面接がかなりウェットになってきた。ここで流れをふたたび話しやすいことに転じることとする。

千沙：はあ。
井原：来る前は、かなり混乱しているから、そういうときに友達とつまらないことでけんかしちゃったりはない？
千沙：……まあ、たまに。
井原：気をつけろよ。短気をおこして大事な友達をなくしたりするなよ。あとで後悔するからね。
千沙：そうですよね。
井原：月経前のイライラしたときに、つい店のものに手が出て、やっちゃうってことはない？
千沙：……そういえば、確かに。イライラして、つい。生理が来てから後悔することが多いです。
井原：うーむ、やっぱりそうか……。そうだったのか……。ある意味で、万引きは君のせいじゃないかもよ。月経前緊張症のせいかもしれないね。[*12]
千沙：……（涙）。
井原：でも「生理の前でイライラしてたんです。許してください」では通じないだろうなあ。月経前緊張症は悪いことしたときの言い訳にはならないね。なんと

＊12　月経前緊張症だけが原因ではないことは、わかっている。しかし、本人を追いつめてもいけないので、ここは「月経前緊張症のせい」ということにして、本人の負担感を軽減させることとした。

かならないかなあ。これじゃいくら成績よくても、倉上先生、薬科大学に推薦状書けないぞ。親戚のおねえさんにどう説明するつもりだ？　これじゃせっかくかわいがってくれたのに、裏切られたと思うよ。[*13]

千沙：……。

井原：千沙さんはこんなに勉強できるんだから、薬学部は受かるよ。薬剤師の国家試験だってへいちゃらだと思うよ。でも、せっかく受かっても薬剤師にはなれないかもよ。薬剤師は患者さんに信頼されなくちゃいけない。信頼を裏切るようなことをする人は、薬剤師になれない。医者の場合だと、医師法で罰金以上の刑だと相対的欠格事由になるんだ。多分、薬剤師も似たようなもんだろ。

千沙：……。

井原：私は千沙さんには夢に向かって突き進んでもらいたい。でも、このままではちょっとまずい。危険だと思う。勉強した。試験に受かった。でも寸前で前歴が問題になった。夢が実現する寸前ですべてがパーになってしまった。まあ、こんな悲惨なシナリオが見えるね、私には。

千沙：……。

井原：さあ、どうするか。千沙さんには、相当、慎重に、緊張感をもって現状をみ

＊13　倉上先生や親戚のおねえさんのことに言及して、他者の見守る視点をイメージさせて、抑止力に使えないかと考えた。

てもらわないといけないね。

井原：いいかい。大人の社会ってのは怖いんだ。結構いい加減にできているようでいて、ある限界を超えると、ものすごい力で一人の若者を社会から消してしまうのさ。そのときは、どんな言い訳だってきかない。「薬剤師をめざしてがんばっていました。でもこんなことがありました。ああ、そうですか。じゃあ、レッドカード、一発退場」、それきりさ。そして、いったんそうなったら、誰も君のことなんか同情しない。一人退場になったって、そんなやつにはお構いなく、サッカーの試合は続くのさ。誰も退場したやつのことなんか覚えちゃいない。そんなもんだ。それが大人の社会の怖さなのさ。

千沙：……。

井原：君、最悪のシナリオをイメージしたことがあるかい。成績がいい。薬科大学に学校推薦を受けた。そんなときに、誰か君の幸運をねたむやつがいて、薬科大学に手紙か何か送るかもしれないよ。「小櫃さんは万引きで何度も捕まっています」ってね。そうしたら、薬科大学としては草加女子高に問い合わせせざるを得ないじゃないか。すべての努力がこの瞬間に水泡に帰すのさ。[*14]

---

*14 精神科面接には、一種のイメージ・トレーニングという側面がある。まずは、現実の場面で起こりうる最悪の状況をイメージさせる。それは本人を不安にさせるが、その不安をバネに、具体的な対処法を考えさせる。

千沙：……（涙）。
井原：人生なんてある意味で「万人の万人に対する戦い」だよ。いつ、どこで、誰に足を引っ張られるかわからない。君は敵に包囲されているのかもしれないぜ。隙を見せちゃだめだ。つまらないいたずらなんかしたら、敵の思うつぼだぞ。[*15]
千沙：は、はい。
井原：まあ、千沙さん、ちょっと厳しいことを言ったかもしれないが、とにかく君には自分の未来を大事にしてほしいな。誰のためだって？　そりゃ自分のためだ。もったいないよ。未来は明るいのにわざわざ自分でだめにしてしまうことはないだろう。
千沙：はい。
井原：まあ、あとでまた話しましょう。ちょっと、お母様からもお話を伺っておきたい。千沙さんはお母さんと交代して、待合室で先生と待っていてください。

お母様も生理前はつらかった

井原：なかなか優秀なお嬢様ですね。勉強もお好きなようだし、将来楽しみではな

＊15　万引きの背後には本人の秘めた攻撃性がある。だからこそ、仮想敵の存在をイメージさせたい。「脇が甘いぞ。ガードを固めろ」というメッセージを送って、その結果として、「あいつには隙は見せられない」という意識にさせたい。

いですか。

母親：いいえ、そんな。でもまさかこんなことになるとは。娘はちゃんと話しましたか？

井原：万引きのことですか？　いいえ。本人に根掘り葉掘り聴くことはしませんでした。警察の取り調べではありませんから。まあ、私から「やめとけ」とは言いましたがね。

母親：店はいつもきまっているんです。品物は、ペンとか本とかジュースとか、お菓子類とか、リップクリームとか、女子高生の買いそうなものばかりです。千円ちょっとのどうでもいい額なんです。そうそう、生理用品なんてこともありました。

井原：そこ、お尋ねしたかった。お嬢さんは生理の前、ちょっとつらそうですね。

母親：そうです。これは、明らかに私に似てしまいました。私も生理の前はつらいんです。特に10代のころは大変でした。家では、泣いたり、わめいたり。授業中も落ち着かなくて、しょっちゅう保健室に行っていました。[*16]

井原：お嬢さん、事件起こすのは、来る前が多いみたいですよ。

母親：そうですかね。そう言われてみればそうかもしれません。でも、私も娘の生

＊16　実母にも月経前緊張症があったようだ。これは、理解が得られやすい。それだけが原因ではないにしても、ここは、問題を月経前緊張症の問題に局地化させたい。

＊17　家庭の厳格な

理のことまでは正確に把握していないので……。

井原：そりゃまあ、そうだ。家では結構しつけを厳しく指導なさった感じですかね？

母親：二人とも教師ですから。私は中学の数学の教師。夫は高校で物理を教えています。厳しすぎたんですかね？　どうしてこんなことに……。

井原：まあ、万引きはお母さんに対する何らかのメッセージかもしれない。しかし、どんなメッセージであれ、表現方法としては最悪でしょう。こんな方法によらずして、千沙さんらしく自己表現できる方法を探してあげないといけないですね。

母親：幼いころから、「言葉でちゃんと説明しなさい」と言ってきました。だからあの子も理屈は通すようになってきたけど、なんだか年々、四角四面で融通の利かない人間になってきているようで……。[*17]

井原：その点は、これからいろいろ人間としての経験を積んで、変わっていくとは思いますよ。[*18]ところで、お嬢様に聴きそこなったのですけど、そのほかの問題はありますか。手首を切るとか、過食して嘔吐するとか？

母親：中学のころちょっと手首を切ったりしていました。でも今はないです。過食

教育方針が本人の行動に何らかの影響を与えている可能性はある。しかし、その点を掘り下げると、母親は自責的に、本人は他責的になって、万引きに正当化の理由を与えてしまう。

*18　本人に対しても実母に対しても、母子関係のことは話題にしないほうがよさそうである。万引き問題には、母子間の支配・服従関係が内在していることは疑えない。しかし、だからこそ、意識を二者間の閉鎖的な論理の外に向けさせたい。

したりもないです。

井原：今の学校ではどうでしょうね？　いじめとかシカトとかないですか。

母親：それなりに適応していると思います。友達は多くないですけど、何人かいますし……。

井原：部活はやっていませんでしたね。

母親：そうです。スポーツとか得意なほうではないです。

井原：絵とか音楽とかはどうですか。

母親：そちらもそんなに……。どちらかというと勉強だけがあの子のよりどころみたいな感じです。

井原：なるほどね。幼少期はどうでした？

母親：おとなしくて手のかからない子でした。

井原：集団行動が苦手ということはありませんでしたか？　たとえば、幼稚園のお遊戯会でうまくやれないとか、小学校の通知表の「行動の記録」で毎回あれこれ書かれてしまうとか？[*19]

母親：多分、その正反対ですね。優等生だったということではなくって、なんというんですか、とにかく、目立ちませんでした。やんちゃなところがほとんどどな

＊19　広汎性発達障害の可能性は、いずれ問題になることもありうるだろうと踏んで、その可能性を少し探ってみた。

くて、没個性的な人間になっていくみたいで、親としてはちょっと心配でした。
井原：そうですね。でもお嬢さんはこれからでしょう。なにか得意なものを伸ばしていけば、それで自信がついて、結構強く自分を打ち出していけるようになるかもしれませんよ。
母親：そうだといいですけど。[*20]
井原：小学校時代にひどいいじめにあったりは？
母親：特にありませんでした。ただ、さっきも言ったんですけど、6年生のとき、クラスのなかでゲーム感覚で万引きやるのがはやったことがありました。そのころ友達にそそのかされて、グループに加わってしまったことがあります。頭の回転が速くて、すばしこいから、その気になれば万引きもできてしまったんだと思います。もちろん、一時的ですけど。
井原：なるほどね。万引きは無理やりやらされたんでしょうね。でも、それで「自分はけっこうこれいける」なんて自信もっちゃったのかなあ。
母親：困ります。そんな……。
井原：ごもっとも。ちょっと倉上先生からも伺いたいことがあります。ちょっと倉上先生と交代していただけますか？

＊20　お母様ご自身も、本当のところ、千沙さんの個性を測りかねて、どこに期待し、どこを伸ばすように促せばいいのか当惑しているようである。

母親：はい。わかりました。

発達障害とかの可能性は？

井原：倉上先生、お待たせしました。本日、先生がお越しになったのは？

倉上：はい。私どもとしては小櫃さんをなんとかしてあげたいんです。もともと悪い子じゃありませんでしたので、どうしてこんなことになったのかと不思議でしかたありません。何か病気ではないか。たとえば、今しばしばいわれる発達障害とかの可能性はないでしょうか。

井原：具体的にはどういうことです？

倉上：アスペルガーとかADHDとか……。*21

井原：学校で落ち着きがないとか、おっちょこちょいのところは目立ちます？

倉上：いや、それは別に……。

井原：これまで草加女子高で友人関係上のトラブルを起こしたことがありました？

倉上：いや、まったくないです。どちらかというとおとなしい子だと思います。

井原：どの辺が発達障害だと……。

＊21　今時の先生方は、理解のできない行動があればすぐ「アスペルガーではないか」「ADHD（注意欠陥／多動性障害）ではないか」とくる。千沙さんはどちらにも該当しないが、たとえ該当したとしても、それが万引き問題の解決をもたらすわけではない。診断が援助の方法を決定するわけではない。

倉上：いや、私どもも専門家ではないので、よくわかりません。この子は、それ以外には本当に何の問題もない子なんです。友達関係のトラブルもないし、無断欠席や遅刻もない。提出物もきちんと出している。成績もまずまず。口数は少ないですが、3、4人の仲のいい友達がおります。つまり、なんていいますか、これといった強い個性のない、目立たない子なんです。自分を強く出してくるほうではない。教室の片隅でひっそり息をひそめている感じです。以前、教室で外国人生徒に対するいじめが問題化したことがありました。あのときは、ホームルームの時間に、クラス全員で話し合ったんですが、かなり激しいやりとりになりました。でも、みんなが怒鳴っているときも、小櫃さんはじっと様子をうかがっていました。いきなり意見を求められましたが——よく覚えていませんが——非常にそつのない発言をして、その場をしのいだように思います。

井原：なるほどね。アスペとかはちょっと考えにくいなあ。[*22] ただ、本人と話しても、お母様からのお話を伺っても感じたことですが、ちょっと年齢のわりにとりつくろった話し方が目立ちますね。かなり身構えている感じです。意識的に自分を出さないように抑えている感じです。

倉上：家がかなり厳格だとは聞いていています。ストレスがたまっているんでしょうか。

---

*22　本人は、自分の攻撃的な部分を徹底的に隠して、集団のなかでは沈黙に徹して状況をみているようなところがある。ただ、このままでは攻撃性は内向し、はけ口を求めて自傷に向かうか、逸脱に向かうかしかねない。

万引きすることで何かを訴えたいんでしょうか。

井原：そんな感じもするけど、今さらおうちの教育方針についてとやかく言ってもしかたないとは思います。万引きはたしかに何か言いたいことがあるからだと思います。でも、それを解釈していくことに実りがあるとは思えません。むしろ、万引きに代わる自己表現の方法を一緒に探していくほうがいいでしょうね。

倉上：病気ではない。むしろ、自分をどう表現していくかの問題だと。

井原：そうです。ただ、病気とまでは言えないが、一つ医者として気になることがあります。

倉上：それは何か……。

井原：生理の前のいらだちです。[*23] 千沙さんの場合、この傾向が非常に強い。そして、このイライラして混乱したときに万引きをやってしまっている可能性がありま す。

倉上：ほうっ。

井原：月のものの前にイライラするのは、千沙さんだけでなく、ほかの女子生徒さんのなかにもいると思います。小さなことでキレやすくなったり、泣きだしたりしやすいような、そんな生徒さんがいるはずです。千沙さんの場合、そうい

＊23　女子高であること、女性教師であることから、月経前緊張症については理解が得られやすいと思い、あえて教師に話した。しかし、このことを教師に話す前に本人の同意を得たほうが本当はよかった。

う混乱したときに、店のものに手を出してしまうのでしょうね。

倉上：生理が万引きの原因ということですか？

井原：生理が原因だとまではいえません。関連があるにすぎませんよ。女性の犯罪の場合、生理周期とのあいだに一定の関係があることは、犯罪学の常識です。[*24] 千沙さんの場合も、生理周期の一時期、具体的には月経前の数日間ですが、このときはリスクのある時期だと思います。可能性のあるところに近づかないほうが無難です。

倉上：そうですね。

井原：時間がだいぶ経ちましたから、千沙さんとお母様をお呼びしましょうね。

「おびつちささんとお連れの方、診察室にお入りください」

事件防止は精神医学の管轄ではない

井原：さて、皆さんに今日の診察の最初に申し上げたことを確認していただきたいんですけど、つまり、今回受診のきっかけになった事件は、本来精神医学の管轄ではありません。したがって、精神医学的治療をすれば治るというようなも

---

*24　女性の刑法犯検挙人員中最大の罪種は窃盗で、その9割近くが万引きである。月経等による情緒不安定との関連も古くから指摘されている。

のでもない。結局のところ、千沙さんが自分で自分の行動に責任をとってくれなきゃ困るということです。

倉上：確かにそうですね。

井原：ただね、そうだからといって精神科医には何もできないということはない。多少は役に立ちます。それは、事件を起こすときに、メンタル的にどんな状態か、どういう状況で起こるのかを一緒に分析することです。行動と状況を分析して、最悪の状態が再び起こらないようにするにはどうするか、まあ、戦況分析みたいなことをしましょう。[*25]

千沙：はい。

診断：月経前緊張症の傾向あり

井原：それと、医者として気になることは、月のものの前のいらだちです。これが行動に関係している可能性があります。この時期は要注意です。ところで千沙さん、次にこの時期を迎えるのはいつごろ？

千沙：来月の頭ごろです。

＊25　精神科医にできないことを明示し、本人の自助努力の必要性を説き、その直後に精神科医にできることもあることを示して、本人に少し期待を抱かせる。このすり合わせの作業は、精神科面接の主要な部分を占める。

井原：では、来月1日に予約を入れるね。9時に予約を入れます。そして、そのころメンタルな状態がどんなだか教えてください。イライラが強い場合は、じゃあ、どうするか、そのとき考えましょう。

千沙：はい。

井原：それから今日は診断書を書きます。「診断書：小櫃千沙殿。診断、①適応障害、②月経前緊張症。①に加え、②の傾向が認められ、通院加療の必要を認める」、こんな感じで書きました[*26]。「適応障害」って病名は、いろいろ生活がうまくいかなくて適応していない人をひっくるめてこう呼ぶんです。要するにナントカ病とかいえないけど、メンタル的にうまくいっていない状態のことです。今日は診断書を学校のほうに提出してください。

母親：わかりました。

井原：千沙さん、月経前緊張症はそれ自体君の責任でなく体質的なものだから、君にとっては気の毒だ。でもね、千沙さんに勘違いしてもらっては困るけれど、だからといってそのとき何をやってもいいというわけではない。行動については、自制しないといけないよ。さもないと君自身の夢をあきらめなきゃならなくなるからね。

＊26　診断書については、書いたものを見せて、患者と同伴者の反応を見ている。万引き問題を、それ自体を際立たせることなく、月経前緊張症の問題に置き換えて、それで穏やかな解決を図ろうという心づもりである。

千沙：はい。

井原：それから倉上先生。やっていいことと悪いことがある。その点については、千沙さんのことは、ほかの生徒さんと区別する必要はありません。月経前緊張症があるということは、何でもやっていい免罪符ではありませんから。*27

倉上：そういうものでしょうかね。

井原：千沙さん、いいかい。お母様も倉上先生も心配してくださっている。倉上先生としては、君に薬科大学に合格してもらいたいが、推薦入学の推薦書に嘘は書けないよ。それに大学に入学してから千沙さんが今回みたいな問題起こしたら、倉上先生に恥をかかせることになるよ。それはやめないといけない。いいかい。これから大学受験が近づく。受験は一人では戦えない。お母さんや先生の協力がないといけない。つまり、これから先は、もう自分一人の人生ではないということなんだ。倉上先生に迷惑はかけられないだろう。その思いを忘れてはいけない。君がこれから何かで成功しても失敗しても、いいことをしても、悪いことをしても、それらはすべて君に関わった人のしたことでもあるんだ。

千沙：はい。

井原：ただ千沙さんとしては、今日の受診のことも、事件のことも、そんなに考え

＊27 あえて本人の面前で、担当教師に伝えている。大人たちが、行動と生理との関係についての見解を共有しているということ、統一見解にしたがって、本人に対する対応をとるということを示すことに意味がある。

なくていい。これから自分の夢をどうやって実現するかをまずは一所懸命考えることだ。勉強もしてほしい。薬科大学に関する資料をあれこれ取り寄せてほしい。薬剤師さんの仕事についても、いろいろ調べてみてほしい。君自身の未来を創っていくことが一番大切なことだと思うよ。[*28]

千沙：わかりました。

井原：では、今日の診察はおしまいです。来月1日にお待ちしています。これから次回の外来のご案内をして、診断書をお渡しいたします。待合室でお待ちください。

＊28　未来のために、今、なすべきことを明確にする。本人の意識を人生の目標のほうに向けさせる。目標の実現のために努力しているという充実感があれば、気づいたときには万引きのことを忘れているはずである。

診療録

Assessment & Plan

小櫃千沙 殿

万引き癖をなおすことは難しい。この初回面接では、とりあえずは、問題を月経前緊張症に収斂《しゅうれん》させることとした。本人は外来を受診することを恐れていたはずであり、今後も恐れるだろう。「また責められる」と思うと、「だから大人たちには会いたくない」と思うに決まっている。治療者としては、少しでも本人の気を楽にするために、いかにも「病気の症状」のような月経前緊張症に話をすり替えてしまったわけである。

当面は「月のものの前のメンタルのコンディショニング」を診察の中心に置く。毎回の診察では、いら立ち、落ち込み、キレやすさなどを、下腹部の痛み、腰の重い感じなどの身体の症状と絡めつつ尋ねていく。そして、「あと3、4日で来るものが来る。そうすれば楽になる。今は耐えよ」などと伝え、そこに「汝《なんじ》、万引きするなかれ」のメッセージをそれとなく伝える。

中長期的な援助としては、万引きの心理を細かく分析して、根本から治そうとするつもりはない。「万引きしないように」を目標とせず、むしろ、「万引きしなくてもすむように」を目標とする。

　万引きなどよりずっと楽しく、やりがいがあって、充実感を得られるものがある。それは自分の未来を自分の力で築いていくことである。実際、この生徒は勉強もでき、努力家でもあり、目標を課して、それをクリアしていくことに充実感を感じるほうである。本人のそのような可能性に賭けて、薬剤師になる夢を意識させ、内面の攻撃性を建設的な行動で昇華することを目指したい。

　ときには、「万引きしたらどうなるか」に思いをはせることも必要だろう。「その瞬間、すべてを失う」といった最悪のシナリオすらイメージさせておきたい。同時に、人生が人に支えられているということをも意識させ、「その人のために恥ずかしくない日々を送ろう」と促すのである。

症例７

突然大金を持ち歩くようになった女子高生

夜、遊び歩いて困る

初診時のアンケート用紙には、お母様と思しき字で「夜、遊び歩いて困る」と記載があった。診察室のドアの向こうから、言い争う声が聞こえる。女性の金切り声、患者らしい「ウゼーンダヨ！」と叫ぶ声、「静かにしなさい」という男性の野太い声も聞こえる。はじめから波乱の予想される雰囲気であった。

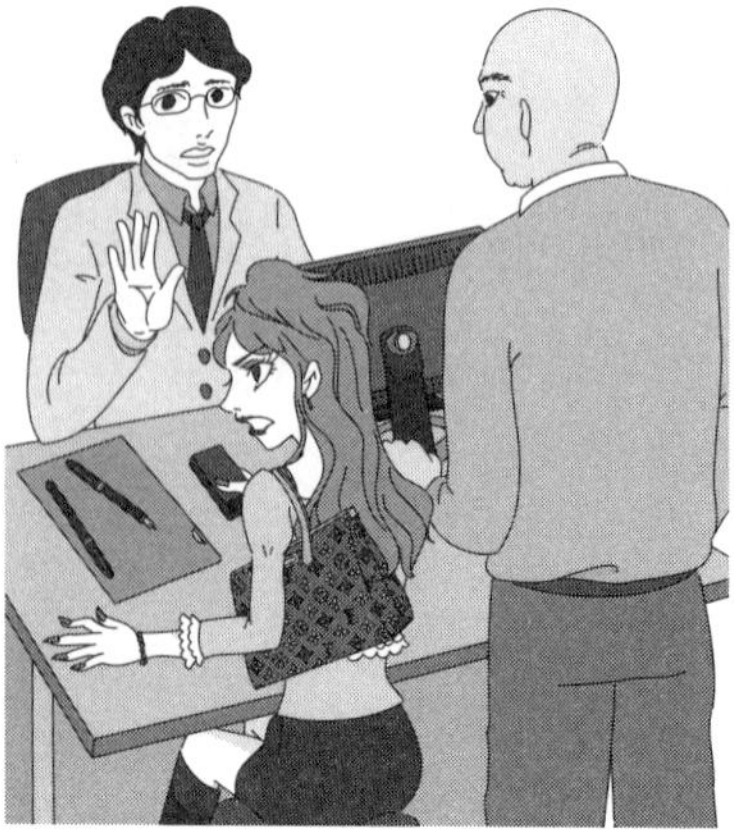

井原：（待合室へのマイクでの呼び出し）「とがさきなつみさん、とがさきなつみさん、1番診察室にお入りください」

まず、ドアが開くと、お母様のみがあわただしく入室。待合室を気にしながら、半身だけドアからのぞかせた姿勢である。

母親：あの、ちょっと、本人ぬきで先生と話が……。

井原：いや、あの興奮ぶりでしょ。ここでお母さんと内緒話をしたら、もうお嬢さんは診察室に入りませんよ。まずは、ご本人と一対一で話してみたい。お母様、ご本人を部屋に入れてください。*1

母親：はい、わかりました。なっちゃん、入りなさい、早く。

ウゼーンダヨ！

剃髪した体格のいい男性に後ろを押されて、ヴィトンのバッグを持った派手なメークの女性がどたどたと倒れこむように入室。

＊1　場の雰囲気からして、本人は、人を見ている。興奮ぶりが無方向な運動暴発ではなく、相手が我がままの通じる家族、親族であることをわかったうえでやっている。したがって、こちらとしては、医者と二人になれば、少し静かになるだろうと予想している。

井原：戸賀崎夏海《とがさきなつみ》さんだね。精神科医の井原です。何でこんなとこ来なきゃいけないんだと思っているだろう。気持ちはわかるよ。だけど、ご家族が心配しているんだろ。まあ、とにかく、君自身とちょっと話してみたい。いいかい。
夏海：そんな暇ねえよ！
井原：まあまあ、待てよ。俺だってそんな暇な人間じゃねえよ。話は早く切り上げようぜ。まあ、座れや。早く話終わらせて帰りてえんだろ。さっさとしようや。
夏海：るっせえなあ。
井原：るっせえか。
夏海：ウゼーンダヨ！*2。
井原：ウゼーンカヨ。まいったなあ。まあ、いいや。お連れの方は、戸賀崎夏海さんのご家族ですね。挨拶《あいさつ》はあとにしましょう。まずは待合室でお待ちください。
お嬢さんと少し話してみます。
母親：はっ、はい。よろしくお願いします。
男性：よろしくお願いします。

---

*2　まだ興奮しているが、やはり、まわりの様子を見て、家人に対する示威行動として大声で反抗的なところを見せようとしている。

もう、ほっといてよ！

井原：とにかく来ちまったんだからしょうがない。お母さんは心配している。どうなってんだかよくわからん。俺だって困るよ。
夏海：何を心配してんのかよくわかんないのよ。もう、ほっといてって感じよ。[*3]
井原：ほっとけないんだろう、お母さんは。しかし、私だってちょっと心配になるな。そんな若い女がどてっとすわっていたら。君、かなり疲れてるな。眠っていないだろう、最近。
夏海：……。
井原：昨日は何時に寝た？
夏海：昨日って、朝の5時ごろかな。
井原：そうだろう。最近はいつもこんな生活だな。
夏海：うん、そう。
井原：家には帰ってくるのかい？
夏海：一応帰る。
井原：君は何だ？　高校生か。

---

*3　相手もよく見ずに無茶な騒ぎようはしない。こちらの様子をうかがいつつ、少しずつ本人なりに声の調子を落とそうとしている。

夏海：いちおう。
井原：どこだい？
夏海：埼玉中川学園。
井原：ああ、単位制の高校だな。
夏海：そう。
井原：高校はどうだ？　えっと、今1年だな。
夏海：1年。でも、つまんない。行ってない。
井原：学校行かないでなにしてる？
夏海：行かないって……。今は謹慎くらってる。だから行かなくていい。でももう戻んないかも。

薬もらってる。飲むとスーッとするやつ

井原：友達はいるだろう。会いたくないか。
夏海：会いたければ会う。でも、うち、今仕事してんの。
井原：仕事は楽しいのか。*4

＊4　派手な身なり、朝までの仕事、蓮っ葉なしゃべり方とくれば、仕事の性質はおおむねわかる。こちらとしてもなめられてはいけないので、相手に合わせた荒い口調にならざるをえない。しかし、相手は寝不足でキレやすくなっているので、それなりに言葉を選んで話している。

夏海：普通。でも疲れる。
井原：だからいつも昼まで寝てるんだな。
夏海：そう。でないと身体もたない。くたくた。
井原：大丈夫かよ。身体こわしてまで仕事することあないだろう。かなり金になるバイトだな。
夏海：そう。
井原：今、16歳だな。
夏海：何歳だっていいでしょ。うるさいわねえ。
井原：わかった、わかった。しかし、大丈夫かね。見つかったら店のオーナーお縄だぜ。
夏海：わかりゃしないわよ。
井原：いつからやってんだ。
夏海：3カ月前から。[*5]
井原：もともとは別のバイトだな。
夏海：そう。お弁当屋でバイトしてたの。でも、3回休んだら、そのうちシフト入れてくれなくなった。別にさぼるつもりじゃなかった。体調悪かっただけだっ

＊5　この世界に入って、まだ日は浅いらしい。だからまだ本当のところ怖さも知らないのであろう。

たのに。
井原：誰に誘われて今の仕事に？
夏海：誰だっていいでしょ。
井原：わかった。聴かない。だけど、君、そもそも酒臭いな。かなり飲まされてるだろう。
夏海：うるせえなあ。仕事だからしかたねえだろう。
井原：大丈夫か。身体壊すぞ。
夏海：大丈夫。でも頭痛いこと多い。
井原：寝てないからだろう。俺は医者だからはっきり言うが、こんな生活してたら倒れちゃうぞ。
夏海：寝なくても大丈夫。先輩に薬もらってる。[*6]
井原：薬って何だよ。
夏海：頭痛薬。すごい効く。
井原：すごい効くって、なんだよ、それ。大丈夫か、その薬。
夏海：大丈夫。
井原：飲むとスーッとするやつか。

＊6　ネオン街には薬をよく考えもしないでプレゼントする習慣が蔓延している。そのなかには、市販薬もあれば処方された睡眠薬もあり、覚せい剤その他の違法ドラッグもある。

夏海：そう。

おい、君、何飲まされてんのかわかってんのか

井原：そんなところだと思ったよ。おい、君、何飲まされてんのかわかってんのか！

夏海：頭痛薬だと思う。[*7]

井原：違うよ、違う。飲むとスカッと冷える感じだろ。

夏海：そう。「冷たいの」[*8]っていってる。

井原：ああ、ああ、やっぱりそうか。「冷たいの」だな。

夏海：何よ。

井原：おい、君、「冷たいの」も知らんのか。頭痛薬のわけねえだろう。

夏海：えっ……。

井原：覚せい剤だよ、覚せい剤。自分がいつの間にか覚せい剤飲まされてるってこと、君はわかってないんだな。

夏海：……。

＊7　覚せい剤は、最初は、「眠気覚まし」「疲れのとれる薬」「やせ薬」などの理由で服用を勧められる。本人は気づかぬうちに飲まされている場合も少なくない。

＊8　覚せい剤は、戦争中に特攻隊員に使われていたころは、「特攻錠」と呼ばれていた。その他の隠語としては、「シャブ」「冷たいの」「スピード」「エス」「ガンコロ」「ユキネタ」「クリスタル」「ヤーバー」など。

井原：いつから飲まされてんだ？
夏海：……。
井原：いつから飲まされてんだ？
夏海：バイト始めて1カ月くらいたったころ。
井原：バイトやってどれくらいになる？
夏海：3カ月。
井原：「冷たいの」最後に使ったのはいつだ。
夏海：1週間前。
井原：昨日、一昨日は何か薬飲んだか。
夏海：飲んでない。ビールとウィスキーだけ。
井原：働いてるのは何だ。キャバクラか。
夏海：そう。
井原：どこだ。春日部か、新越谷か。*9
夏海：草加。
井原：君、住所は松伏町だろ。
夏海：それ伯父さんのところ。お寺なの。そこに下宿してることになってる。

＊9　東武伊勢崎線沿線の最大の繁華街は北千住だが、獨協医大越谷病院の位置する新越谷もそれに次ぐ。土地柄ネオン街の女性たちもかなり外来を訪れる。

井原：なってるってったって。自宅はどこなんだ？
夏海：北千住。
井原：北千住には誰が住んでるんだ？
夏海：お母さん。でも、看護師だから忙しい。それで、松伏の伯父さんのところに預けられてるの。
井原：いつから？
夏海：高校に入ってから。
井原：松伏ではほかに誰が？
夏海：伯父さん夫婦と、従姉のお姉さん。
井原：伯父さんは住職さんかい？
夏海：そう。私もお寺の手伝い少ししてるよ。
井原：いい子だ。君、覚せい剤で廃人になりたいか。
夏海：なりたくない。
井原：わかった。しばらく私の外来に通いなさい。[*10]
夏海：わかった。
井原：覚せい剤のことはお母さん、伯父さんに話していいか。

＊10　本人とのやりとりは、さしあたっては信頼関係を作って次の診察までつなげることが目的。詳しい情報の聴取は、ご家族からでいい。

夏海：だめ。
井原：わかった。ただし、今日は採血するぞ。

キャバクラやめるか、警察に行くか

夏海：薬のこと調べるの？
井原：いや。覚せい剤は調べない。[*11] 肝臓、腎臓、貧血、それと感染症を調べる。結果を来週伝える。外来日をいつにするかはあとで相談しよう。しばらく外来に通って体調を整えてもらう。それからキャバクラはやめてもらう。未成年があんなとこで働いちゃいけないなんてわかっているだろ。お母さんの保護者としての責任だ。このことはお母さんに言うからな。
夏海：……。
井原：それとも、この足で警察に行くか。覚せい剤のことも含めて、全部吐いてこいよ。
夏海：……。
井原：それも悪くないぞ。自分のケツぐらい自分でぬぐえ。南越谷駅前に交番があ

＊11　尿検査で覚せい剤反応が出た場合でも、覚せい剤取締法には通報義務はない。逆に、検査や治療の目的で採取して得られた情報を、捜査機関に提供できるかについては、むしろ「守秘義務違反」との意見もあり、賛否両論がある。

る。すぐ行けよ。
夏海：……。
井原：すぐ行けよ。……なに、心配するな。君が逮捕されるわけじゃない。店のオーナーが逮捕されるだけさ。
夏海：それは困る。
井原：じゃあ、キャバクラやめるか、君が自分で警察に行くのか、どっちがいい？[*12]
夏海：わかったわよ。
井原：じゃあ、交代だ。お母さん、伯父さんに入ってもらう。君は待合室で待つようにいいね。
夏海：はい。

伯父です。住職をしております

井原：お母様と伯父様、どうぞお入りください。
母親：はい。
井原：今日夏海さんをお連れいただいた理由は、「夜、遊び歩いて困る」というこ

＊12　こういう荒い言葉は、できるだけ使いたくない。この場合、相手が非行少女なので、こちらもガラの悪いところも見せて、少し脅かしておく。

とですね。

母親：そうです。突然大金を持ち歩くようになったので、ああ、悪い仕事やってるなと……。

井原：今、夏海さんと話しました。キャバクラで働いているようです。未成年ですから、風営法違反です。これはまずいですね。

母親：やはり。

井原：やはりって、急に金まわりがよくなったから、うすうすお気づきでしょう。あの年で急にルイ・ヴィトンのバッグなんか持つようになったら、そりゃ、援助交際かキャバクラですよ。

母親：はあ。

井原：お母様にも伯父様にも、まずは事実を真剣に受け止めていただきたいと思います。この際、覚悟を決めて夏海さんに向き合っていただかないといけない。よろしいですね。*13

母親、伯父：は、はい。

井原：まあ、いいや。ところで伯父様は住職さんで……。

伯父：はい。松伏の経林寺というところで住職をしております。夏海の母親の兄で

＊13　二人とも覚悟を決めたからこうして外来に来ているのである。しかし、ここはあえて二人に気合を入れて、決意を新たにしていただく。

す。戸《と》賀《が》崎《さき》孝元《こうげん》と申します。
井原：夏海さん、高校から伯父さんのところですね。
母親：そうなんです。
井原：えーっと、もともとは、お母さんと二人暮らしですね。
母親：そうです。私は、この子が3歳のときに離婚しまして、北千住[*14]にマンションを借りて暮らし始めました。
井原：お母様、仕事は？
母親：看護師です。
井原：今はどちらに？
母親：都内の総合病院です。もうひとつところに長くいるんですけど、あの子が小さいときは外来だけやらせてもらってましたから、夜勤はないし、なんとかこなせていたんです。あの子が中学にあがるようになったころから、私は夜勤も入るようになりました。しっかりした子なんで油断していたんですが、中学2年のころから非行に走るようになってしまいました。

＊14　中学生の妊娠、校内暴力、覚せい剤などのラディカルな問題を扱った不朽の学園ドラマ『3年B組金八先生』は、北千住が舞台である。夏海さんもあの中学に通っていたのかもしれない。

中学2年から援助交際

井原：具体的には？

母親：私は最初気づかなかったんです。私が夜勤から帰ったら、家で寝ているんでました。「どうしたの？」って聞いたら、「気分が悪い。今日は休む」というようになり疲れていたので、最初は不登校だろうかと思っていました。でも、私も夜勤明けでの夏休みごろから外泊が多くなりました。最初は注意していたんですが、あっという間に不良仲間に入ってしまいました。[*15] もともと、自分の考えで行動するほうなんですけど、外泊が頻繁になって、そのうち、男女の不良仲間と深夜まで渋谷とか六本木で過ごしていたみたいです。そうこうするうちに、先輩の女子に教わったんでしょうね。援助交際をするようになりました。

井原：携帯は？

母親：持たせていました。そもそも携帯電話は私みたいな働いている母親には必須です。うちの子にも当然持たせていたんです。でも、それがいけなかったんですかね。中2の途中ごろから携帯電話の引き落とし額がどんどんふえていきま

＊15　母の「あっという間」とは、偽らざる実感であろう。この年齢は、普通の中学生が非行少女に豹変するまでの時間が短い。ちょっとした交友関係の変化でたちまち「朱に交われば赤くなる」である。

した。出会い系サイトで男を呼び出して、援助交際していたみたいです。
井原：学校のほうは？
母親：中学2年のころは、それでも行っていました。中3からは行かなくなりました。結局、中3の夏に補導されて、児童相談所(注13)に行って、私もひどく叱られました。私としては、ナースとして生活を立てていかなきゃいけないんだから、この子にはちゃんとしてほしかった。でも目が届きませんでした。何度も警察に保護されて、そのつど呼び出されて怒られました。結局、一時期、児童自立ナントカってところに預かってもらいました。
井原：児童自立支援施設(注14)ですね。
母親：ところが、そこも飛び出してしまいました。しばらく施設で落ち着くかと思ったんですけど、子どもたち同士のけんかに巻き込まれてしまったらしいです。それで無断外出して[*16]、しばらくどこかで泊まり歩いていたみたいです。そのうち、自宅に戻ってきました。
井原：大変だなあ。その後中学は？
母親：卒業しました。最後の何カ月かはずっと教頭先生のところに通いました。女性の教頭先生で、とても熱心な人で、「中学生生活もあと何カ月かしかない。

＊16　児童自立支援施設は、児童福祉施設であって、刑事司法施設ではない。目的は社会防衛ではなく、健全育成であり、逃走防止用の鍵や高い塀などはない。その気になれば簡単に出ていける。

いい思い出作って巣立ってほしい」っていって、昼間は勉強、夕方は先生、卓球部の顧問なんで、ずっと卓球の相手になってくれました。[*17]

伯父：でも、もうそのころから、高校に行ったらかならずまた非行が始まると思っていました。私も妹から夏海のことをきいていました。「そんなら、春から俺が預かるよ。越谷には埼玉中川学園だってある。うちからだったら自転車ですぐだ。来いよ」って誘ったんです。それで高校1年からは、単位制の埼玉中川に籍を置いています。

井原：伯父様は小さいときから夏海さんのことご存じだったんですね。

伯父：そうです。かわいい女の子でした。よく笑って、よく泣いて。今はすっかり変わっちゃったように見えるけど、それでも当時の面影はありますよ。

寺で困ったお子さんを預かったりしてました

井原：なるほどね。お寺では、夏海さんみたいなやんちゃな若者を預かることがあるんですか？

伯父：ありました。2年ほど前ですけど。それと、私の父も経林寺の住職時代は、

*17　この先生と過ごした数カ月は、夏海さんにとって貴重な思い出のはず。その後は不良少女に戻ってしまったけれど、教頭先生にかけてもらった言葉の数々は、今も、脳裏に刻み込まれている。いずれ必ず意味を持ってくる。

身寄りのない子を一時期預かったりはしていました。それと父親は保護司(注15)もやっていました。私自身も、実は、荒れていた時代があったんです。「何で寺なんか継がなきゃなんないんだよ」って思っていましたから。多くの過ちをしたけど、今、こうして地域社会の片隅で僧侶として生かしていただいている。何か人さまのお役に立つことをしなきゃいけない。そんなわけで、これまでにもときどき、困ったお子さんをお預かりしたことはあったんです。*18

井原：なるほど。それで高校に入ってからはまじめにやっていました？

伯父：最初のうちはまじめでした。私どもの目もありますんで。学校は単位制なんで、結構、時間があるんです。それで最初のうちは、寺の仕事をやらせてました。広いから掃除も大変なんです。檀家回りにつき合わせたりもして、しばらくは、まじめでした。そのうち、私もずっとつきっきりというわけにもいかなくなりました。それで、近くのコンビニでアルバイトさせることにしたんです。そしたら、いつの間にかそこをやめて、お弁当屋に移りました。

母親：そのころからよね。また、なんだか夜遊びするようになったのは。

伯父：そうです。どうもお弁当屋の仲間に悪いのがいたようですね。そのうち、着るものや持ち物がどんどん派手になっていって……。

＊18　保護司制度（注15参照）が民間の人材資源の活用であるように、精神科臨床においてもフォーマル、インフォーマルな社会資源をどううまく活用するかが成否を決める。本人をとりまく人間関係のネットワークのなかで使えそうなものは積極的に巻き込んでいく。夏海さんの場合、僧侶の伯父の存在は貴重である。

井原：学校は？

伯父：そもそもゆるいんですよ、カリキュラムが。それと曜日ごとに時間割が違ったり、月が変わると、日程が変わったりで、私も把握しきれていません。そのうち、「実家に帰る」といっていなくなって、あとになって妹に電話したら帰ってなくて、「どうなってんだ」ってことになりました。

母親：私も気が気でなくって……。でも、電話かけても、メール出しても返事がない。松伏にもいない。学校にも行っていない。「捜索願出す」ってメール出したら、すぐ返事が来て……。

井原：大変ですね。いったいどうなっちゃってんでしょうね。

母親：とにかく今日だって連れてくるのが大変でした。学校には行かないわ、家には帰らないわ。毎晩、どこをほっつき歩いているのか。

小人閑居して不善をなす

井原：時間がないから、そろそろまとめに入りましょう。とにかく、しばらく通ってもらいたい。通院しながら生活リズムを立て直していく。そして、その間に、

＊19　＊18と同じ。本人にできそうなことと、利用可能なことを探して、それをあてがっていく。思春期臨床の眼目は、「病気を治療する」というよりも、むしろ「人間を育てる」

お母様と伯父様とで知恵を絞って、何か夏海さんが思う存分できそうなことを探してもらう。夏海さんは暇にしているとだめです。なにか体力をギリギリまで酷使するようなものをあてがわないと……。

伯父：「小人閑居して不善をなす」の典型ですよね。でも……。

井原：埼玉中川に通うだけではだめです。アルバイトは悪くない。でも、もう少し身体を動かすようなこと、スポーツとか音楽とかダンスとか……。

伯父：そうですね。楽器とかは無理ですね。むしろ、身体を動かすほうですね、得意なのは。

母親：まあ、私も真面目に考えてあげないと。ねえ、お兄さん、あの遊馬さんのところのダンス・スクールは？

伯父：ああ、遊馬さんとこね。先生、うちの経林寺の檀家のひとりで、春日部でダンス・スクールとかギター教室とかやっているのがいるんです。あそこは、ジャズ・ダンスとかヒップ・ホップとかいろいろやっています。確かに、夏海は踊るのやらせればできるかもね。[*19]

井原：とにかく、夏海さんは、暇にしているとだめですね。[*20] 昼夜リズムを作りなおさないといけない。ダンス・スクールはいいのですが、あまり遅くならない時

という側面のほうが大きい。偶然の出会い、印象的な経験、思わぬ出来事などが、人の成長のきっかけとなりうる。

＊20　夏海さんのように少々多動な若者には、彼、彼女の多動性を吸収してくれるものをうまくあてがうのが援助のこつである。身体を動かすことが好きな夏海さんには、ダンスがいい。ダンス自体が多動性の建設的な表現法であるのみならず、のちに適度の疲労を残し、これが結果として多動に対する抑制となる。

間帯がいいですけどね。ともあれ、そろそろ時間だ。夏海さんを呼びますね。

「とがさきなつみさん、診察室にお入りください」

まず、昼夜リズムを作りなおす

井原：夏海さん、いいか。まず、キャバクラをやめてもらう。向こう1週間は、伯父さんと一緒に行動してもらう。それと、身体の疲労が激しい。荒れた生活をしていたから、健康状態をチェックしないといけない。今日は採血します。それと、昼夜リズムを作りなおさないといけない[*21]。そうですね、伯父さんのお寺は朝は早いんですか。

伯父：早いです。私は5時に起きています。

井原：じゃあ、夏海さんは午後10時に就床、午前5時に起きる。お寺の仕事をやらせてください。掃除でも何でもいいですから。しばらくは、健康法の一環だと思って、お寺の手伝いをさせてください[*22]。

夏海：そんな早く起きれるわけないじゃん。

井原：わかった。じゃあ、とにかく、今日はこのまま寝ないでいること。そして、

＊21 昼夜リズムの乱れは、気分の双極性の変動をもたらしやすい。双極性障害については、今日過剰診断が批判されているが、問題の本質はむしろ過剰診断ではなく、過剰処方である。臨床家としては気分変動の存在は見逃してはならないが、第一になすべきは薬剤ではなく、睡眠の絶対量の確保と概日リズムの安定化である。

＊22 若者に対してはあまり「お悩み相談」的なウェットな面接は必要ない。むしろ、「あれをしろ、

松伏の伯父さんのとこに戻ったら、夜はいくら早く寝てもかまわない。午後7時だって、8時だってかまわない。ただし、明日は9時に予約入れるよ。今日の採血の結果をお伝えするから。

伯父：わかりました。明日の朝は私も大丈夫ですんで付き添えます。

井原：昼夜リズムを今日と明日で一気に正常化しましょう。それと夏海さん、いいかい。お母さんはずっと働いている。生活は楽ではない。君は遊んでいる。それはまずい。まず、生きていくためには仕事をすること、それも自分が遊ぶためじゃない。お母さんと生きていくためだ。そのためには、いずれは長続きする仕事で、将来につながるようなことをしないとね。ただ、その前に、身体を動かすことを何か探したほうがいい。今の君は、時間が余ってしまっているから。

夏海：確かに暇なのよね。友達もいないし。だから仕事するしかないじゃん。

井原：仕事をするなとは言っていない。ただ、仕事を通していい人間関係をもてるかだろうね。それと、しばらくは私が主治医として担当するが、通院が軌道に乗ったところで、臨床心理士による心理療法中心にしていこうと思います[*23]。最初に心理検査をして、夏海さんがどういうことが得意で、どういうことが苦手

これをしろ」といった具体的な行動指針を提示するほうがいい。もちろん、それを実行するのは本人であり、実行可能かどうかは話し合わないといけない。

＊23　精神科の外来は、患者が1時間に10人くらい来る。医師による面接は、「初診30分超、2回目以降5分超」が限度である。したがって、もう少し長い面接が必要なケースは、臨床心理士による心理療法を併用するといい。

なのかをはっきりさせる。夏海さんがどんなふうに世界を見ているのか、ビジュアル中心に見ているのか、言葉を介して見ているのか、そのあたりを見極める。[*24] そうすることは、結局のところ、これから夏海さんが勉強したり、仕事を選んでいくうえで、重要だと思う。

ただ、そういうメンタルなことを考える前に、まずは、フィジカルをなんとかしないといけない。[*25] まずはさまざまな検査を行う。そして、その結果が返ってくるのを待つ。その一方で、お母様、伯父様におかれては、夏海さんにふさわしいこと、何かできるものがないか探してもらう。

夏海：はい。

井原：では、夏海さんは今日、採血。明日も外来に来てもらう。今日は昼間は絶対寝ないこと。

夏海：はい。

井原：伯父様とお母様は、これから夏海さんにできそうな何かを一緒に考えてあげてください。ヒップ・ホップもいい。お寺関係で仕事をやらせるのもいい。いろいろあると思います。

それでは、これから採血のご案内を事務の者が致しますので、あちらでお待

＊24　情報処理にはかなりの個人差がある。視覚・空間的把握と聴覚・言語的理解のどちらが得意かなど、本人の特性を知ることである。人によっては、自分のノートを「テキスト」としてではなく、「画像」として処理するような、特異な記憶方法をとっている。したがって、言葉でいくら言って説明しても理解できないが、書いて示せばたちどころに理解することがある。

＊25　「メンタルの前にフィジカル」は、精神科臨床の基本で

ちください。では、また明日。

ある。疲労困憊で憔《しょう》悴《すい》しきっている人に、認知のゆがみも、心的外傷も、母子関係も何もあったものではない。まずは、概日リズムを是正して、十分な睡眠をとり、身体が疲労から回復したところで、積もる話は聴こうではないか。

診療録

Assessment & Plan

戸賀崎夏海　殿

「夜、遊び歩いて困る」が受診の理由である。親が心配して連れてきたケースであり、本人は来たくて来たわけではない。今後どれくらい通ってくれるかわからない。今回は、幸か不幸か、覚せい剤の疑いが出てきて、本人も衝撃を受けたので、そのせいで数回は受診を続けてくれるだろう。その間に、向こう数カ月どう過ごすかのルーチンを作っていきたい。

夏海さんは、退屈には耐えられない。単位制高校は日課が緩すぎる。お寺の生活も、じきに飽きるだろう。「とにかく思う存分やってみたい」年代であり、それは若さの特権である。しかし、困ったことに夏海さんには善悪の見境というものがない。援助交際であろうが、キャバクラであろうが、ドラッグであろうが、「なんでもやってみたい」ところがある。大人たちとしては、軌道修正させざるを得ない。

大きな逸脱をさせないためには、小さな逸脱には目をつぶる度量が必要である。社会規範が内面化していない年代なので、ファールラインがどこかを確かめたくてぎりぎりを狙ってくる。したがって、これ以上は許されないというときは、大人たちは妥協してはならない。ただ平生は、少しの逸脱は大目に見たい。

生活リズムの再建は必要である。単位制高校へ通うだけでは、夏海さんのエネルギーを吸収しきれない。このままでは、そのうちまた悪い仲間から携帯で呼び出されて、誘蛾《ゆうが》灯《とう》に集まる夏の虫のように、ネオン街に引き寄せられていくであろう。

外来では、「さあ、今度は何をやるか」、「これからは何をやるか」といったアクション・プランを次から次へと考えていかなければならない。本人の適性を見て、家族、親族、知人などのつてを使って、本人にできそうなことを何であれやらせてみる。そうして、そのなかから本人が自分で打ち込めそうなものを発見してくれることを願いたい。

注

注1　ジョージ・ベンソン（George Benson, 1943-）。アメリカ人ミュージシャン。ジャズ・ギタリストとしてスタート。フュージョン系のアーチスト、ボーカリストとしても活躍。代表曲「変わらぬ想い」（1986）など。

注2　ホイットニー・エリザベス・ヒューストン（Whitney Elizabeth Houston, 1963-）。歌手、女優。１９８５年アルバム“Whitney Houston”でデビュー。“The Greatest Love Of All”は同アルバムから。

注3　リンダ・クリード（Linda Creed, 1949-1986）。アメリカ人シンガー・ソング・ライター。26歳で乳がんと診断される。“The Greatest Love Of All”を作詞。同曲がビルボード1位を記録する直前に亡くなった。

注4　東方神起。韓国人5人組男性ボーカル・グループ。２００3年に結成され、韓国、日本を中心に活動していたが、２００9年に活動を停止。２０１1年現在2人組で活動中。

注5　バド・パウエル（Bud Powell, 1924-1966）。本名アール・パウエル（Earl Powell）。「モダン・ジャズ・ピアノの祖」といわれる。ビバップ・スタイルの確立者のひとりだが、後年は精神の健康を害した。

注6　セロニアス・モンク（Thelonious Monk, 1920-1982）。アメリカの黒人ジャズ・ピアニスト。ジョン・コルトレーンを含むカルテットなどで活躍。レコードの代表作は、『セロニアス・ヒムセルフ』など。

注7　野球憲章違反問題。平成19年に岩手県の私立高校における野球部員に対する奨学金の支給が、同憲章に違反するとされた。この一件をきっかけに、全国の高校における野球部員の実態が問題視された。一方で高野連の対応を時代錯誤とする意見もあり、憲章検討委員会が発足した。

注8　'Robinson College' は、１９８１年創設のケンブリッジの最新のコレッジのひとつ。赤レンガの建築と美しい庭園で知られる。
注9　レッサーパンダ帽男事件。平成13年4月に東京浅草にて、レッサーパンダの帽子をかぶった当時29歳の男が、たまたま前方を歩いていた19歳女性を包丁で刺して、失血死させた事件。男に軽度の知的障害と発達障害があるとされた。
注10　大阪姉妹殺害事件。平成17年11月に大阪市で当時21歳の男が当時27歳と19歳の女性を刺殺した事件。男はその5年前にも実母を金属バットで撲殺している。被告人は、「人を殺すのも物を壊すのも同じ」「反省はしないけど死刑でいいです」と供述。広汎性発達障害ではなく人格障害であるとして、裁判長は完全責任能力を認め、死刑判決。平成21年に執行された。
注11　川の町越谷のシンボル元荒川は、市街地を大きく蛇行して貫流する。土手沿いの大林地区には宮内庁鴨場や梅林公園などもあり、天然記念物シラコバトの生息する野鳥の楽園となっている。
注12　越谷レイクタウン。越谷市東部に平成20年に開業した巨大ショッピングモールと調整池を中心にしたニュータウン。
注13　児童相談所とは、児童、保護者、妊産婦等の福祉ニーズにこたえるために、児童福祉法15条で都道府県、政令指定都市が設置を義務づけられている施設。児童に関しては、相談、判定、指導、一時保護等を行う。
注14　児童自立支援施設とは、児童福祉法に基づく児童福祉施設のひとつ。不良行為をしたり、する恐れがある児童（18歳未満）や、家庭環境等の理由により生活指導を要する児童を入所、または通所させて、自立を支援するもの。かつて、「感化院」「少年教護院」と呼ばれていたもの。
注15　保護司とは、地域社会内で、犯罪を犯した者の改善と更生を助け、犯罪予防に努めることを使命とするボランティアの国家公務員。保護観察に民間の人材資源を活用するのは、日本独特の方法。

あとがき
——急募「求む、精神科医！」——

私が本書を書いたのは、思春期臨床の面白さとやりがいを若い精神科医の皆さんに知っていただきたかったからです。本書をお読みになって、思春期臨床に挑戦してみたいと思う若手精神科医の方が出てくれたら、とてもうれしいです。

私どもの獨協医科大学越谷病院こころの診療科では、平成21年1月に小児科作田亮一教授と共同で「子どものこころ診療センター」を開設しました。以来、大まかにいって「小学生までを小児科医が、中学生以上を精神科医が」という分担で、しかし、患者の奪い合いはしても譲り合いはしないという方針で、協同運営してきています。

開設1年で県内屈指のアクティブな思春期外来となりました。外来は、当初、週3日だけでしたが、非常勤の儀藤政夫医師に着任してもらって、現在、週5日オープンしています。交通至便の地ゆえ、遠路から来院される患者さんも多く、一都六県からお越しになります。

思春期の若者は可塑性があります。こちらの働きかけひとつで、打てば響くような結果を出してくれます。このあいだまでしょげ返り、引きこもっていた若者が、わずかのうちに立ち上がり、たくましく前を向いて歩き出してくれます。私どもは、彼らを治療しているというよりも、むしろ、彼らから勇気をもらっている気すらしています。

私どもにとっては、今後、需要に応じた供給体制をどう確立するかが課題となるでしょう。思春期臨床に関心のおありの先生方がいらっしゃいましたら、ぜひ、獨協医科大学越谷病院こころの診療科井原裕までご連絡いただきたいと思います。

最後に、お世話になった方々に感謝を。臨床心理士の尾形広行さんは、本書の素案段階から校正にいたるまで、次々に豊富なアイデアを出して、大いに協力してくれました。同じく臨床心理士の加藤彩さんも、草稿を丁寧に読んでくれました。また、この型破りな原稿を一著にまとめてくださった星和書店の石澤雄司社長と桜岡さおりさんに感謝申し上げます。

著者

井原　裕（いはら　ひろし）

1962年神奈川県鎌倉市生まれ。1987年東北大学医学部卒業。1994年自治医科大学大学院修了、医学博士。2001年ケンブリッジ大学大学院博士号修得。順天堂大学医学部精神科准教授等を経て、2008年より獨協医科大学越谷病院こころの診療科教授。

専門は司法精神医学、精神病理・精神療法学など。

主な著書に『精神科医 島崎敏樹』(東信堂，2006年)、『激励禁忌神話の終焉』(日本評論社，2009年)、『精神鑑定の乱用』(金剛出版，2010年)など。

思春期の精神科面接ライブ

2012年2月25日　初版第1刷発行

著　者　井 原　裕
発行者　石 澤 雄 司
発行所　㍿星　和　書　店
〒168-0074　東京都杉並区上高井戸1-2-5
電 話　03 (3329) 0031 (営業部)／03 (3329) 0033 (編集部)
FAX　03 (5374) 7186 (営業部)／03 (5374) 7185 (編集部)
http://www.seiwa-pb.co.jp

　ISBN978-4-7911-0800-8